Prof. Hademar Bankhofers
Supermarkt-Apotheke

Danke allen Supermärkten,

die in Krisenzeiten die Bevölkerung

so vorbildlich mit Lebensmitteln

und wichtigem Hausrat versorgen!

Prof. Hademar Bankhofer

Prof. Hademar Bankhofers

Supermarkt-
Apotheke
Gesund, schön & günstig

Bassermann

ISBN 978-3-8094-4160-1

1. Auflage
© 2020 by Bassermann Verlag, einem Unternehmen der
Penguin Random House Verlagsgruppe GmbH,
Neumarkter Straße 28, 81673 München

Projektleitung: Martha Sprenger
Redaktion: Herta Winkler, Großkarolinenfeld
Bildredaktion: Annette Baur
Umschlaggestaltung: Atelier Versen, Bad Aibling
Titelabbildung: © Lizzy Bankhofer, Axel Ossowski
Illustrationen Umschlagklappe: Shutterstock/Elegant Solution und Epine
Herstellung: Marleen Janzen
Gesamtproducing: JUNG MEDIENPARTNER GmbH, Limburg/Lahn

Penguin Random House Verlagsgruppe FSC® N001967

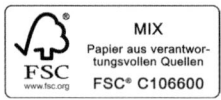

Druck: DZS Grafik, Slowenien
Printed in Slovenia

Inhaltsverzeichnis

Inhaltsverzeichnis

6. Wenn die Nase optimal riechen möchte

7. Gesund im Mund ist wichtig

8. Wenn Hals und Rachen überfordert sind

9. Wenn die Atemwege Kraft brauchen

10. Die Frauenbrust ist sehr sensibel

11. Das Herz darf keine Pause machen

12. Schultern, Bauch & Rücken haben ihre Tücken

13. Leber, Galle, Blase, Nieren mögen alle keine Viren

14. Wenn Muskeln & Gelenke Unterstützung brauchen

15. Wenn der Stoffwechsel den Stoff nicht richtig wechselt

16. Wenn der Kreislauf immer wieder verrückt spielt

17. Die Haut des Menschen muss vieles ertragen

18. Die Nerven wollen stark wie Drahtseile sein

Auch einfache und schnelle Rezepte wirken oft verblüffend: Ein Vorwort

Vermutlich haben Sie das auch schon erlebt: Sie sind zu Hause. Es ist Abend. Und da sind sie wieder: die lästigen Kopfschmerzen. Ein Blick in die Hausapotheke verrät: Es ist kein Schmerzmittel da. Wissen Sie, wie Sie das Problem lösen? Gehen Sie in die Küche, bereiten Sie eine Tasse schwarzen Bohnenkaffee zu und pressen etwas Saft aus einer Biozitrone hinein. Das ist ein altes Hausmittel. Damit hat bereits meine Großmutter vielen Betroffenen in der Familie die Kopfschmerzen weggezaubert. Wie man das Rezept anwendet, das finden Sie in diesem Buch.

Ein weiteres Beispiel: Sie kontrollieren Ihren Atem und stellen mit Entsetzen fest, dass Sie Mundgeruch haben. Was tun? Sie haben sicher einen Apfel zu Hause. Verzehren Sie die ganze Frucht ganz langsam, dabei gut kauen. Wenn Sie Apfelessig in der Küche haben, dann verrühren Sie einen Teelöffel davon in einem Achtelliter Wasser, gurgeln mit einer Hälfte, trinken die andere Hälfte. Apfel und Apfelessig: Beides sind wirksame Zutaten aus der Supermarkt-Apotheke.

Sie haben sich eine Sehnenscheidenentzündung eingehandelt? Es ist Wochenende. Es wird noch ein wenig dauern, bis die Ärztin oder der Arzt zurückruft. Bis dahin können Sie ein Erste-Hilfe-Programm einleiten: Verrühren Sie etwas Quark (Topfen) mit Naturjoghurt. Tragen Sie die Paste auf die schmerzende Stelle auf. Legen Sie ein feuchtes Tuch darauf und binden ein trockenes Wolltuch darüber.

Das sind ganz einfache Rezepte, die man schnell anwenden kann. Sie ersetzen natürlich nicht den Arzt, wirken jedoch unterstützend und tun uns gut.

Das Sensationelle dabei aber ist: Die Zutaten für die Rezepte kann man beim täglichen Einkauf im Supermarkt erstehen. Man kann sagen: Sie kommen aus der Supermarkt-Apotheke. Man hat sie daheim, jederzeit greifbar. Und all die Sachen sind in den meisten Fällen vom Preis her günstig – und sie wirken. Es ist wichtig, dass wir in unserer modernen Zeit die Gesundheitsaufgaben der Supermärkte anerkennen und sie in das große Thema Gesundheit mit einbauen: als Helfer und Unterstützer der Medizin und der Ernährungswissenschaft.

Schauen Sie sich am Ende des Buches genau meine Gesundheitspyramide an, in der die Supermärkte Ihren berechtigten Platz haben, der ihnen schon lange zusteht.

Mit diesem Buch möchte ich Ihnen die Gelegenheit geben, dass Sie die Supermarkt-Apotheke in Ihren Lebensalltag einbauen und nützen. Von Kopf bis Fuß. Damit Sie lange gesund bleiben und schnell wieder gesund werden.

Das wünscht Ihnen Ihr

Hademar Bankhofer

1. Wenn die Haare Hilfe brauchen

Dünnes Haar

• Bereiten Sie sich Ihr eigenes Gesundheitsshampoo zu. Sie benötigen dazu ein frisches Ei und eine reife Avocado. Das rohe Ei – Eigelb und Eiklar – und die Avocado werden verrührt und auf der Kopfhaut

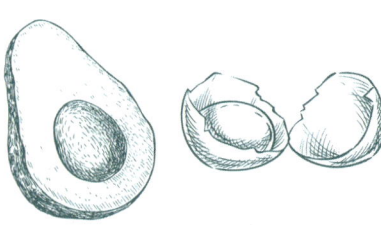

verteilt. Dann wird der Brei ins Haar massiert. Eine halbe Stunde einwirken lassen. Danach gründlich mit lauwarmem Wasser ausspülen. Das Lecithin im Ei repariert das trockene Haar und versorgt es mit Feuchtigkeit. Der hohe Proteingehalt stärkt die Haarstruktur.

• Setzen Sie das Haar niemals der prallen Sonne aus.

• Das Haar benötigt jeden Morgen eine Wechseldusche: zwei Minuten angenehm warm, dann zehn Sekunden so kalt wie möglich. Das kann man beliebig oft wiederholen, aber immer mit kaltem Wasser aufhören. Danach gründlich trockenfrottieren.

• Bauen Sie in Ihren Speiseplan junge Karotten (Möhren), ungeschälte Bioäpfel, Spinat, Zwiebeln, Knoblauch, Joghurt und Käse ein. Das Haar wird mit den Vitalstoffen dieser Nahrungsmittel gekräftigt.

Schwacher Haarwuchs

• Schneiden Sie eine rohe, geschälte Zwiebel in dünne Scheiben und legen diese Scheiben ins Haar. Binden Sie ein Leinentuch darüber und lassen Sie die Zwiebelscheiben einmal pro Woche einwirken. Gehen Sie am Tag danach, wenn die Haare gewaschen sind, nicht unter Leute. Sie riechen stark nach Zwiebeln.

• Stellen Sie die Ernährung auf Vollkorn um: Vollkornbrot, Hirse, Müsli, Naturreis, Vollkornteigwaren.

• Kauen Sie an Stelle von Schokolade besser Trockenfrüchte wie Pflaumen, Datteln und Feigen.

• Lassen Sie einige Zeit lang zweimal täglich je einen Esslöffel braune Zuckermelasse langsam auf der Zunge zergehen.

Verstärkter Haarausfall

• Mixen Sie einen recht ungewöhnlichen Haarwuchscocktail. Er wird nicht getrunken, sondern in die Kopfhaut einmassiert. Hier das Rezept: Ein Eigelb wird mit fünf Esslöffeln Olivenöl und zehn Esslöffeln 40-prozentigem Rum gemixt. Reiben Sie damit abends vor dem Zubettgehen die Kopfhaut ein und lassen die Mischung über Nacht einwirken. Am nächsten Morgen waschen Sie die Haare mit lauwarmem Brennnesseltee. Man wendet das Rezept über einen längeren Zeitraum einmal die Woche an.

EXTRA-TIPP

Bürsten Sie vor der Haarwäsche die Haare mit einer Naturborstenbürste. Dabei ist wichtig, dass man überwiegend gegen den Strich bürstet. Nach der Haarwäsche massieren Sie die Kopfhaut unter laufendem, lauwarmem Wasser. Danach trockenfrottieren. Beim Föhnen darf die Luft nicht zu heiß sein.

Haarausfall durch Eisenmangel

• Machen Sie eine Schnittlauchkur. Konsumieren Sie eine Zeit lang jeden Tag zwei gehäufte Esslöffel klein geschnittenen, frischen Schnittlauch. Belegen Sie damit eine Scheibe Vollkornbrot mit wenig Butter.

• Wenn Sie rohen Schnittlauch nicht mögen, dann entscheiden Sie sich für eine Teekur. Trinken Sie drei Wochen lang jeden Tag zwei Tassen Schnittlauchtee. So wird er zubereitet: Ein gehäufter Teelöffel frisch gehackter Schnittlauch wird mit einer Tasse kochendem Wasser übergossen. Zwei Minuten zugedeckt ziehen lassen, durchseihen, lauwarm und ungesüßt trinken.

• Bauen Sie Naturprodukte in den Speiseplan ein, die interessante Mengen an Eisen liefern: Kürbiskerne, Sojasprossen, Pilze, Nüsse, Linsen und Leber.

Umwelt- und Klimaschutz für das Haar

Unsere Haare sind vielen Angriffen ausgesetzt, die Schaden anrichten: Industrie- und Fahrzeugabgase, Smog, Nebel, Regen, Sonne und Schadstoffe in der Wohnung. Es gibt schützende Maßnahmen.

• Bauen Sie in Ihren Speiseplan folgende Naturprodukte ein: Möhren (Karotten), Kohlgemüse, Spargel, Mais, Naturreis und Vollkornprodukte. Die Vitamine und Mineralstoffe geben den Haaren Kraft.

EXTRA-TIPP

Wie merke ich, dass mein Haarproblem durch Eisenmangel entstanden ist? Horchen Sie in Ihren Körper hinein. Eisen fehlt meist, wenn man oft müde und erschöpft ist, wenn Sie ein Kribbeln in Händen und Füßen verspüren, unter Verstopfung leiden, wenn Sie trockene und rissige Mundwinkel haben.

• Spülen Sie die Haare nach dem Waschen mit Kamillentee. Übergießen Sie dazu zehn Kamilleteebeutel mit einem Liter kochendem Wasser und lassen Sie das Ganze 15 Minuten ziehen. Dann durchseihen und lauwarm verwenden.

• Gönnen Sie Ihrem Haar einen Klimaschutz, jede Woche einmal. Besonders sinnvoll ist das an extrem heißen Sommertagen. Verrühren Sie in einer Dessertschale ein bis zwei rohe Eigelb mit zwei Likörgläschen Weinbrand, machen Sie die Haare nass und massieren Sie den Eiermix in die Haare und in die Kopfhaut. Ein paar Minuten einwirken lassen, dann mit lauwarmem Wasser sauber spülen.

• Essen Sie einmal die Woche eine Scheibe Vollkornbrot mit Butter, darauf in dünnen Scheiben drei geschälte Knoblauchzehen. Gut kauen. Der Knoblauch fördert die Durchblutung der Kopfhaut, das Vollkornbrot liefert dem Haar das schützende Vitamin E.

Brüchige, gespaltene Haarspitzen

• Konsumieren Sie zwei- bis dreimal die Woche jeweils mittags einen Teller Hirsesuppe oder gedämpfte Hirse mit grünen Erbsen. Die Kieselsäure aus der Hirse tut den Haarspitzen gut.

• Bereiten Sie einen Haarspitzenwein zu. Mischen Sie in einer Flasche einen halben Liter Weißwein mit einem halben Liter Olivenöl. Dazu kommen 250 Gramm geriebene Walnüsse. Lassen Sie nun die verschlossene

EXTRA-TIPP

Bei all diesen Maßnahmen bei gespaltenen Haarspitzen ist wichtig, dass der Friseur die lädierten Haarspitzen abschneidet und die Haarenden erhitzt. Nur dann kann die Hornhautsubstanz der Haare wieder zusammenschmelzen.

Flasche 14 Tage an einem sonnigen Fensterplatz stehen. Damit reiben Sie dann täglich Kopfhaut und Haarspitzen ein.

• Machen Sie eine Ei-Öl-Kur: Verrühren Sie in einer kleinen Schüssel ein rohes Eigelb mit 30 Gramm Leinöl, das Sie langsam Tropfen für Tropfen dazugeben. Tragen Sie die Mischung auf die Haarspitzen auf und lassen Sie die Mixtur eine Stunde einwirken. Am besten unter einer Duschhaube. Am Ende die Haare sanft waschen. Kaufen Sie das Leinöl in kleinen Flaschen. Es wird binnen kurzer Zeit ranzig. Keine großen Vorräte anlegen.

Trockenes, sprödes, müdes Haar

• Verrühren Sie ein rohes Eigelb mit einem kleinen Cognac, reiben Sie diese Mischung ins Haar und lassen Sie sie 20 Minuten einwirken. Dann mit lauwarmem Wasser waschen, dem Sie den Saft von einer Zitrone beigemischt haben.

• Reiben Sie die Kopfhaut regelmäßig mit ganz wenig Weizenkeimöl ein. Sie können auch Walnussöl oder Sonnenblumenöl dafür verwenden. Tun Sie das einmal im Monat.

• Machen Sie alle Salate mit Weizenkeimöl oder mit Maiskeimöl an. Das gibt den Haaren neue Kraft.

EXTRA-TIPP

Machen Sie Ihre Haare durch Wassertreten widerstandsfähig. Lassen Sie morgens in die Duschwanne oder Badewanne kaltes Wasser 20 Zentimeter tief ein und gehen Sie darin 30 Sekunden mit nackten Füßen im Storchenschritt hin und her. Damit Sie dabei nicht ausrutschen, sollten Sie eine Antirutschmatte in die Wanne legen. Danach gut abtrocknen, warme Socken anziehen.

• Ein rohes Ei mit einem halben Becher Naturjoghurt und mit einem Esslöffel kaltgepresstem Olivenöl verrühren, auf die Haare auftragen und mit einer Plastikhaube abdecken. 40 Minuten einwirken lassen, danach mit Wasser auswaschen.

Schuppen im Haar

• Wenn in den Zellen der Haare das Vitamin H (Biotin) fehlt, verstärken die Talgdrüsen die Ausschüttung ihrer Fettstoffe. Damit soll das Haar geschützt werden. Die unangenehme Folge: Es bilden sich Schuppen. Man muss im Kampf gegen Schuppen Biotin einsetzen. Bauen Sie in Ihren Essensplan folgende Naturprodukte ein: Sojamehl, Eigelb, Walnüsse, Erdnüsse, Mandeln, Sardinen, Champignons, Naturreis, Vollkornprodukte, Spinat, Krabben, Karotten, Tomaten, Schinken. Wenn eine schwangere Frau Schuppen im Haar vermeiden möchte, sollte sie täglich etwa 100 Mikrogramm Biotin zuführen.

• Essen Sie täglich rohes Gemüse und frisches Obst, jeweils eine Handvoll.

• Tauchen Sie Ihre sauberen Fingerspitzen in etwas Olivenöl und massieren Sie damit die Kopfhaut.

• Mischen Sie zu gleichen Teilen Wasser und Apfelessig. Das ist ein beliebtes Hausmittel gegen Schuppen. Spülen Sie damit die Haare nach der Wäsche.

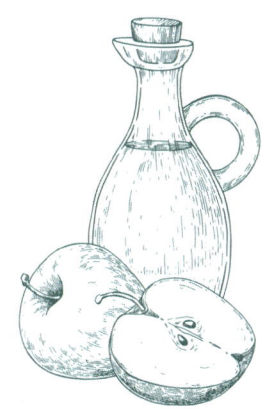

EXTRA-TIPP

Man findet Schuppen im Haar, wenn dem Körper Biotin fehlt. Weitere Kennzeichen: Gereiztheit, Nervosität, belegte Mundschleimhäute, welke Gesichtshaut, Haarausfall.

Spülen verwenden. Das Zitronenwasser ist ein uraltes Hausrezept, das heute wie geschaffen für die Supermarkt-Apotheke ist.

• Vermischen Sie 100 Milliliter Rum, 100 Milliliter helles Bier, zwei Eigelb und einen Teelöffel frisch gepressten Zitronensaft mit einem halben Teelöffel Vanillemark. Massieren Sie das Ganze in die Kopfhaut ein. Zehn bis 15 Minuten einwirken lassen, dann ausspülen und die Haare gründlich waschen.

Fettes Haar

• Reiben Sie die Schalen von zwei Biozitronen ab und geben Sie die Schalenteilchen in einen Kochtopf. Gießen Sie einen Liter kochendes Wasser darüber und lassen Sie das Ganze zugedeckt 30 Minuten ziehen. Dann durchseihen und die Schalenteilchen in den Sud ausdrücken. Die Flüssigkeit lauwarm zum

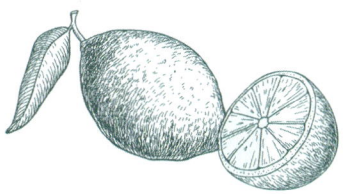

2. Wenn die Augen Probleme machen

Gerötete Augen

• Braten Sie einen süßen Apfel – etwa Golden Delicious – im Backrohr. Tragen Sie das Fruchtfleisch ohne Schale warm auf die geschlossenen Augen auf. Zehn Minuten einwirken lassen. Keinen sauren, zu festen Apfel verwenden. Damit funktioniert das Rezept nicht.

• Erwärmen Sie eine halbe Tasse Milch, sodass sie lauwarm ist. Tauchen Sie zwei Wattepads ein, drücken Sie sie leicht aus, damit die Milch nicht tropft. Dann legen Sie die Wattepads auf die geschlossen Augen. Bleiben Sie zehn Minuten lang so liegen.

• Schneiden Sie von einer Schlangengurke dünne Scheiben ab und legen Sie einige davon auf die geschlossenen Augen.

Nachlassen der Sehkraft

• Knabbern Sie, so oft Sie daran denken, zwei Karotten. Essen Sie ein- bis zweimal in der Woche

EXTRA-TIPP

Was gesunde Augen brauchen, damit sie gesund bleiben: tiefen, ausreichenden Schlaf, Zugluft meiden, eine schützende Brille bei greller Sonne und Staub, viel ins Grüne schauen.

Spinat. Sie nehmen damit Carotine und Carotinoide auf, die dem Auge Kraft geben und einen gewissen Schutz gegen die im Alter drohende Makuladegeneration bieten.

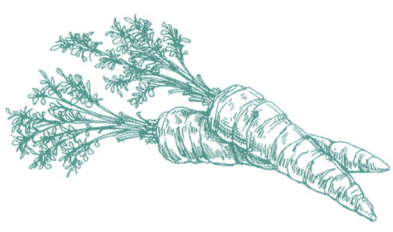

• Fördern Sie die Durchblutung rund um die Augen. Essen Sie oft rohen Knoblauch.

• Sorgen Sie beim Lesen, Schreiben und vor dem Bildschirm für optimale Lichtquellen.

Tränende Augen

• Waschen Sie jede Stunde die Augen mit warmem Wasser aus. Zerdrücken Sie einige frische Kohlblätter zu einem Brei und geben Sie diesen auf die geschlossenen Augen. Fünf Minuten einwirken lassen. Hinweis: Zunächst tränen die Augen noch viel mehr, dann aber ist das Problem vom Tisch.

• Essen Sie eine nicht zu reife Banane. Sie liefert den Mineralstoff Kalium und hält den Flüssigkeitshaushalt der Augen in Balance.

• Gießen Sie sich ein paar Tage lang jeden Morgen ein Glas naturtrüben Apfelsaft ein. Verrühren Sie darin einen Esslöffel Leinsamenöl. Sie nehmen damit Omega-3-Fettsäuren auf. Diese sorgen für einen normalen, gesunden Tränenfilm.

• Trinken Sie einmal am Tag ein Glas Wasser mit zwei Teelöffeln Apfelessig und zwei Teelöfeln Wiesenblütenhonig.

Dunkle Augenringe

• Trennen Sie das Eigelb vom Eiweiß eines rohen Eies. Nun nehmen Sie mit einem Wattestäbchen etwas Eiweiß auf und tragen es auf die betroffenen Stellen rund um die Augen auf. Zehn Minuten einwirken lassen. Dann mit Wasser abspülen.

• Geben Sie zwei Teebeutel Schwarztee in eine Tasse und gießen Sie heißes Wasser darüber. Nur eine Minute ziehen lassen. Die Kraft des Schwarztees soll ja im Teebeutel zurückbleiben. Dann die beiden Teebeutel aus der Tasse nehmen, leicht ausdrücken und einen auf jedes der beiden geschlossenen Augen legen. Zehn Minuten einwirken lassen. Die Gerbsäure und das Koffein beruhigen die geschwollenen Augen und lassen die dunklen Augenringe verschwinden.

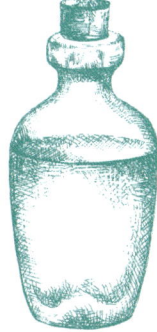

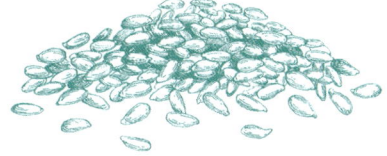

Geschwollene Augenlider

• Kalten Quark (Topfen) auf einem Tuch verteilen, das Tuch zusammenlegen und als Kompresse auf die geschwollenen und geschlossenen Augenlider legen. 20 Minuten einwirken lassen. Dann mit warmem Wasser die Augenlider reinigen.

• Legen Sie für fünf Minuten zwei Esslöffel in den Kühlschrank und legen sie dann jeweils einen kalten Löffel auf ein geschlossenes Augenlid. Zwei Minuten einwirken lassen. Pause machen. Mehrmals wiederholen.

• Von einer Salatgurke sechs dünne Scheiben abschneiden und auf die Augenlider legen. Acht Minuten einwirken lassen. Wenn die Gurkenscheiben trocken sind, dann bitte neue auflegen.

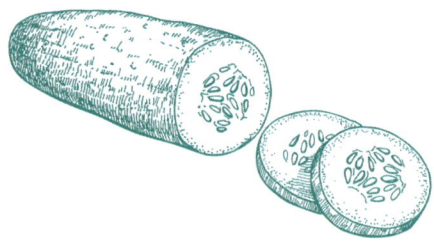

EXTRA-TIPP

Treiben Sie so oft wie möglich Augengymnastik. Gönnen Sie Ihren Augen bei der Arbeit am Computer alle 30 Minuten eine Pause. Schauen Sie eine Minute lang zu einem entfernten Objekt. Noch besser: Schauen Sie aus dem Fenster ins Grüne. Zwinkern Sie mit den Augen. Mit jedem Lidschlag werden die Augen befeuchtet.

Gestresste Augen nach Computerarbeit

• Tauchen Sie einen Waschlappen in nicht zu kaltes Wasser, drücken Sie ihn leicht aus und legen Sie ihn auf die geschlossenen Augen. Sehr gut tut es den Augen, wenn Sie zwei Schwarzteebeutel kurz in kaltes Wasser tauchen und dann für zehn Minuten auf die geschlossenen Augen legen. Die kühle Feuchtigkeit beruhigt die Augen.

Trockene Augen

• Trockene Augen sind unangenehm. Sie stören die klare Sicht und trüben den Blick. Es ist kurios, aber nachgewiesen: Essen Sie jeden Morgen eine Banane. Sie versorgt uns mit Kalium, das wichtig für das Gleichgewicht des Flüssigkeitshaushaltes im ganzen Körper und daher auch um die Augen und in den Augen ist.

• Verrühren Sie in ein Glas Kirschsaft einen Esslöffel Leinsamenöl. Es liefert Omega-3-Fettsäuren. Die sind wichtig für einen optimalen Tränenfilm.

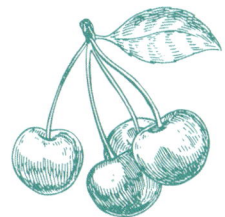

Gerstenkorn

• Ausschließlich in Absprache mit einer Ärztin oder mit einem Arzt: Kochen Sie ein hartes Ei, holen Sie es direkt aus dem heißen Wasser, schlagen Sie es in ein dickes Tuch ein und legen Sie das eingewickelte

EXTRA-TIPP

Wenn Sie zu einem Gerstenkorn neigen, sollten Sie vorbeugend tagsüber vermeiden, zu den Augen zu greifen, und Sie sollten oft die Hände waschen. Für die Gesichtswäsche macht es Sinn, eine Mischung aus Babyshampoo und warmem Wasser im Verhältnis eins zu zehn herzustellen. Verwenden Sie ein Wattepad, das nach einmaligem Gebrauch entsorgt werden sollte.

Ei an die Außenseite des Augenlids. Diese ungewöhnliche Kompresse bleibt extrem lang warm.

• Kochen Sie vier Kartoffeln und zerdrücken Sie diese zu einem festen Brei. Schlagen Sie die Kartoffeln in ein dickes Tuch ein und legen Sie diesen Wärmepack über die geschlossenen Augen.

• Sie können aber auch Leinsamenbrei zubereiten, in ein Tuch einschlagen und auflegen.

• Achten Sie bei allen Tipps mit Wärmeauflagen darauf, dass der Wärmepack nicht zu heiß ist und die empfindliche Haut um die Augen nicht verbrennt.

3. Wenn die Ohren Kummer machen

Ohrgeräusche

• Kauen Sie möglichst oft Trockenfrüchte: Datteln, Feigen, Apfelringe. Das fördert die Durchblutung im Ohrbereich.

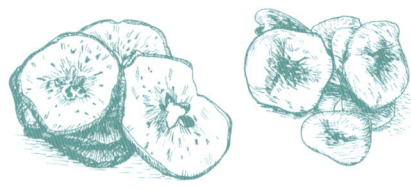

• Schneiden Sie einmal am Tag drei Knoblauchzehen in dünne Scheiben und essen Sie diese mit einem kleinen Stück Vollkornbrot. Gut kauen. Wem das zu deftig ist, der kann eine geschälte Knoblauchzehe den ganzen Tag im Mund behalten und lutschen.

• Trinken Sie jeden Tag einen Liter Mineralwasser, das große Mengen vom Mineralstoff Magnesium enthält. Schon seit Jahren berichten Ärzte, dass Magnesium Ohrgeräusche mindern kann.

EXTRA-TIPP

Meiden Sie absolute Stille sowie starken Lärm. In beiden Fällen kann sich das Problem der Ohrgeräusche verstärken. Ideal: eine sanfte Geräuschkulisse, zum Beispiel ein Zimmerbrunnen, leise Musik, Meeresrauschen im Urlaub.

• Probieren Sie folgende Auflage: Rösten Sie drei Esslöffel Hirsekörner und drei Esslöffel Salz. Füllen Sie diese Mischung in ein Leinensäckchen und legen es für zehn Minuten auf das betroffene Ohr.

• Trinken Sie zwei bis drei Tassen Melissentee, am besten nach einer Mahlzeit, lauwarm und ungesüßt. Die ätherischen Öle der Melissenblätter haben einen beruhigenden Einfluss auf das Geschehen im Ohr.

• Ein uraltes Klosterrezept: Pressen Sie eine rohe Zwiebel aus, tauchen Sie ein Stück Watte in den Zwiebelsaft. Diese Zwiebelwatte stopfen Sie ins Ohr und lassen das Ganze eine Stunde einwirken.

Ohrpfropfen

• Ohrenschmalz hat eine wichtige Aufgabe. Es soll das Trommelfell schützen. Wenn es sich im Gehörgang ansammelt, bildet es oft einen Ohrpfropf. Diesen muss man aufweichen, damit ihn die Ärztin oder der Arzt entfernen kann. Machen Sie das nicht selbst. Sie könnten sich dabei selbst verletzen. Und so kann man den Ohrpfropfen lösen und weichmachen: Vermischen Sie in einer Glasschüssel etwas frisch gepressten Saft einer Zitrone und ein paar Tropfen kaltgepresstes Olivenöl. Träufeln Sie von dieser Mixtur, die handwarm sein sollte, jeden Tag ein paar Tropfen ins Ohr, am besten mit einer Pipette. Allmählich wird der Pfropfen weich.

• Eine andere Möglichkeit, den Ohrpfropfen für das Herausziehen vorzubereiten: Träufeln Sie etwas erwärmtes Olivenöl ins Ohr. Dann massieren Sie mit dem Zeigefinger der rechten Hand die Haut vor der Ohrmuschel. Etwa zehn Minuten lang. Dann legen Sie sich ins Bett. Das Ohr mit dem Pfropfen soll auf dem Kopfkissen liegen, welches mit einem Handtuch abgedeckt werden muss. Wenn Sie Glück haben, fließt das Öl aus dem Ohr und zieht den Pfropfen mit sich. Spülen Sie zum Schluss der Aktion das Ohr mehrmals mit etwas lauwarmem Kamillentee aus.

Ohrenschmerzen

• Das Ohr braucht Wärme. Legen Sie eine mit warmem Wasser gefüllte Wärmflasche auf. Oft vergeht der Schmerz allein mit dieser Maßnahme.

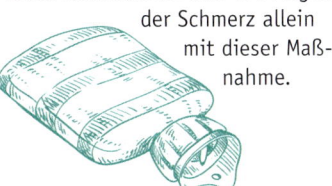

• Erwärmen Sie 30 Tropfen Olivenöl und mischen Sie 15 Tropfen Knoblauchsaft dazu. Dann geben Sie einige Tropfen von dieser lauwarmen, nicht heißen Mischung in das schmerzende Ohr und drücken etwas Watte nach. Eine Stunde einwirken lassen. Sehr oft funktioniert das auch mit einer Mischung aus zwei Esslöffeln Pfefferminztee und ganz wenig Honig.

• Schneiden Sie eine frische Ingwerwurzel in kleine Stücke, kochen Sie diese, bis ein Brei daraus entsteht. Etwas abkühlen lassen und auf das Ohr legen, bis der Brei kühl wird.

• Erhitzen Sie im Backrohr einen kleinen aber ganzen Brotlaib. Schneiden Sie ihn auseinander, geben Sie einen Teil des weichen Brotinneren in ein Gefäß und zerstoßen Sie es mit fünf Esslöffeln Kümmel. Jetzt kommt noch etwas heißer Cognac dazu. Alles gut durchmischen und diese höchst ungewöhnliche Salbe auf das schmerzende Ohr auflegen. Eine Stunde einwirken lassen.

• Schälen Sie eine große Zwiebel, schneiden Sie sie in kleine Stücke und schlagen Sie diese in ein Tuch ein. Platzieren Sie die Zwiebelauflage am Ohr, 40 Minuten einwirken lassen. Sie müssen dieses Rezept ganz bestimmt mehrmals am Tag anwenden.

• Erwärmen Sie einen Teelöffel Olivenöl oder Babyöl in einem Wasserbad und geben Sie nur ein paar Tropfen ins Ohr. Diese Maßnahme ist nur für Erwachsene, auf keinen Fall für Kinder.

• Es konnte bis heute medizinisch nicht geklärt werden, warum man Ohrenschmerzen mit dem Genuss einer heißen Hühnersuppe lindern kann. Damit sie gut wirkt, muss sie allerdings mit Chili oder Peperoni scharf gemacht werden.

EXTRA-TIPP

Wer des Öfteren unter Ohrenschmerzen leidet, sollte die Ohren auch schon vorbeugend verwöhnen: mit dem Bestrahlen durch eine Infrarotlampe, mit dem Auflegen eines erwärmten Kirschkernkissens. Und versuchen Sie niemals, mit einem Wattestäbchen ein Ohr von einem Ohrenschmalzpfropfen zu befreien. Das ist die Aufgabe von Ärztin und Arzt. Als Laie schiebt man den Pfropfen ins Ohr und kann sich obendrein dabei verletzen.

• Trinken Sie im Laufe des Tages reichlich Wasser. Außerdem: Gurgeln Sie mehrmals am Tag mit warmem Salzwasser. Auch das tut dem Ohr gut.

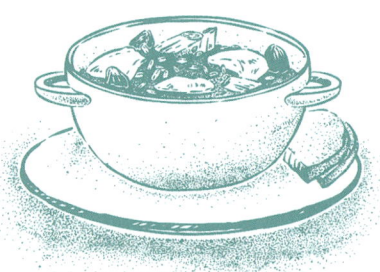

Hörprobleme

• In den meisten Fällen kann man heutzutage Schwerhörigkeit ausschließlich mit einem modernen Hörgerät meistern. Handelt es sich um ein einfaches, harmloses Problem, dann lohnt es sich, zuerst die Supermarkt-Apotheke zu nützen: Tropfen Sie einmal in der Woche ganz wenig Sauerkrautsaft in die Ohren und verschließen Sie den Ohreingang mit Watte. 30 Minuten einwirken lassen. Der Sauerkrautsaft muss mild und ganz frisch sein. Das ist ein uraltes Rezept bäuerlicher Herkunft.

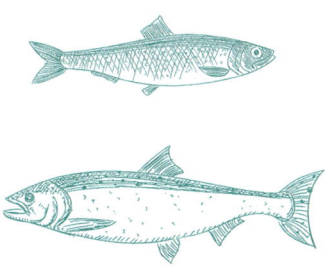

• Wer Hörprobleme hat, der leidet meist an einem Vitamin-D-Mangel. Bauen Sie Hering, Makrele, Lachs und Champignons in Ihren Speiseplan ein. Sie liefern interessante Mengen von diesem Vitamin.

• Lassen Sie im Wasserbad einen Esslöffel Honig flüssig werden und geben Sie jeweils einen Esslöffel Zwiebelsaft und Weißkrautsaft dazu. In diese Mischung, die man am besten im Kühlschrank aufbewahrt, tauchen Sie ein Wattestäbchen und bringen etwas von der Flüssigkeit ins Ohr, bitte nur ganz vorn beim »Ohreingang«.

• Massieren Sie das Umfeld der Ohren so oft wie möglich.

• Essen Sie reichlich Knoblauch.

Gehörgangs- entzündung

• Schneiden Sie eine große, geschälte Zwiebel in dünne Scheiben und füllen Sie diese in einen kleinen Leinensack. Diesen Sack erhitzen Sie mit Inhalt über Wasserdampf und legen ihn dann als Kompresse auf das entzündete Ohr. Das darf aber nur eine Erste Hilfe sein. Die Entzündung muss von einer Ärztin oder einem Arzt behandelt werden.

• Schneiden Sie eine geschälte Knoblauchzehe so zu, dass sie in den äußeren Ohreingangsbereich passt. Umwickeln Sie sie mit einem Stück Gaze, damit die Knoblauchzehe fester sitzt. Tragen Sie diese Einlage ein paar Stunden. Auch hier heißt es: So schnell wie möglich zur ärztlichen Therapie.

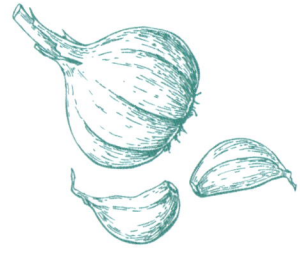

• Ein altes Hausmittel zur Schmerzlinderung bei einer Gehörgangsentzündung: Erhitzen Sie zwölf Esslöffel Sonnenblumenöl und eine geschälte und zerkleinerte Knoblauchzehe sowie eine kleine gehackte Zwiebel in einer Tasse im Wasserbad auf etwa 70 Grad. Lassen Sie das Öl abkühlen, bis es handwarm ist und träufeln Sie mit einer Pipette fünf Tropfen davon in das entzündete Ohr. Lassen Sie das Öl einge Minuten einwirken und

EXTRA-TIPP

Wenn Sie dazu beitragen wollen, dass Ihr Gehör lange jung bleibt, dann tun Sie etwas gegen die drohende Ohrverhärtung, auch Otosklerose genannt. Essen Sie im Rahmen einer 14-tägigen Kur reichlich Knoblauch: jeden Tag eine Scheibe Vollkornbrot mit ganz wenig Butter. Schneiden Sie drei geschälte Knoblauchzehen in dünne Scheiben und legen Sie alle auf die Scheibe Brot. Gut kauen.

neigen Sie den Kopf dabei leicht zur Seite, damit das Öl nicht gleich wieder heraus läuft. Diesen Vorgang können Sie mehrmals am Tag wiederholen. Das warme Öl lindert die Schmerzen und die Inhaltsstoffe des Knoblauchs und der Zwiebel wirken entzündungshemmend. Diese Behandlung sollte aber nur eine erste Maßnahme zur Selbsthilfe sein. Eine ärztliche Diagnose und Behandlung ist unbedingt erforderlich, denn Ohrenschmerzen können verschiedene Ursachen haben, die für den Patienten kaum zu unterscheiden sind.

4. Wenn der Kopf zur Belastung wird

Kopfschmerzen

• Es gibt viele Ursachen für Kopfschmerzen. Daher gibt es auch viele verschiedene Hausrezepte. Und
da sind auch solche dabei, die man
mit einfachen Geheimnissen aus
der Supermarkt-Apotheke umsetzen
kann. Hier ein Klassiker: Gießen Sie
eine Tasse schwarzen, starken
Bohnenkaffee ein. Nun verrühren
Sie darin zwei Teelöffel frisch gepressten Zitronensaft. Langsam in
kleinen Schlucken trinken.

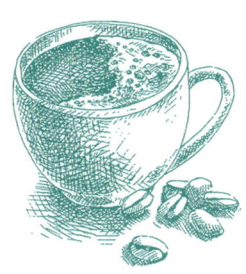

• Massieren Sie mit sauberen Fingern ein paar Tropfen Pfefferminzöl
in den Nacken, in die Stirn und in
die Schläfen.

• Essen Sie wenig, am besten nur
Obst oder rohes Gemüse.

• Legen Sie rohe, frische und
saftige Kartoffelscheiben auf die
Stirn, solange die Kopfschmerzen
andauern. Sie können zwischendurch neue frische Kartoffelscheiben auflegen.

• Bei nervösen Kopfschmerzen
geben Sie zweimal oder dreimal am
Tag zwei Tropfen Lavendelöl auf ein
Stück Würfelzucker und lassen den
Zucker langsam im Mund zergehen.
Am besten auf der Zunge.

• Bei Kopfschmerzen, die bei
Wetterfühligkeit entstehen, kann
man auch auf ein typisches Supermarktrezept zurückgreifen. Genießen Sie einen halben Salzhering
und einen Apfel.

• Kauen Sie acht Stück süße Mandeln langsam, aber intensiv und
schlucken Sie diesen Mandelbrei
erst, wenn er flüssig ist.

• Zerdrücken Sie drei heiße Pellkartoffeln (gedämpfte Erdäpfel), schlagen Sie diese in ein Baumwolltuch ein und lassen Sie die Kompresse so lange im Nacken liegen, bis sie kühl ist.

• Streichen Sie kalten Quark (Topfen) auf ein Tuch, schlagen Sie den Quark ein und legen Sie die Packung in den Nacken.

• Bereiten sie eine Tasse starken Schwarztee zu. Beim Ziehen des Tees mischen sie zehn zerdrückte Gewürznelken dazu. Bitte ungesüßt und lauwarm trinken.

• Bei vielen Betroffenen hilft es, wenn sie eine Tasse Ingwertee trinken. Kaufen Sie im Supermarkt ein frische Ingwerwurzel, schälen Sie die Wurzel und schneiden Sie davon fünf dünne Scheiben ab. Diese legen Sie in eine Kräuterteetasse. Jetzt gießen Sie heißes Wasser darüber, lassen das Ganze acht bis zehn Minuten ziehen und geben etwas Zitronensaft dazu. Die

Ingwerscheiben bleiben die ganze Zeit in der Kräuterteetasse. Das macht das Getränk so wirksam.

Migräne

• Trinken Sie einen Esslöffel Petersiliensaft, mit Wasser verdünnt, in kleinen Schlucken.

• Probieren Sie, welcher Tee bei Ihnen am besten wirkt: Majorantee, Fencheltee oder Kümmeltee, jeweils mit etwas Honig gesüßt. So werden diese Tees zubereitet: zwei Teelöffel in einem Mörser zerdrücken, in eine Kräuterteetasse geben und mit kochendem Wasser übergießen. Acht bis zehn Minuten zugedeckt ziehen lassen, durchseihen und lauwarm trinken.

• Verzichten Sie im Rahmen Ihrer Ernährung auf Käse, Rotwein, Kaffee sowie auf den Geschmacksverstärker Glutamat.

• Wickeln Sie zwei oder drei Eiswürfel aus dem Tiefkühlfach im Kühlschrank in ein Tuch und legen Sie die Eispackung für etwa drei Minuten auf die Stirn.
In dieser Zeit sollten Sie entspannt liegen.

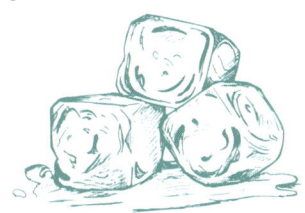

EXTRA-TIPP

Bei Schmerzen, die aus den Schläfen kommen, drücken Sie mit dem Daumennagel die Innenseite der großen Zehe unmittelbar neben dem Nagelbett. Bei Schmerzen im Hinterkopf drücken Sie die Unterseite der großen Zehe, und zwar genau dort, wo sie an der Fußsohle beginnt.

• Schälen Sie eine Biozitrone, entfernen Sie die weiße, schwammige Masse von der Innenseite der Schale und legen Sie zwei größere Stücke mit der Innenseite auf die Schläfen. Lassen Sie die beiden Stücke zwei bis fünf Minuten einwirken.

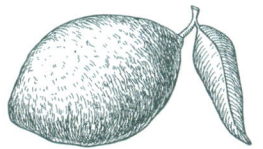

• Essen Sie eine große grüne oder rote Paprikaschote. Sie liefert reichlich Vitamin C. Damit kann man oft eine Migräne stoppen. Außerdem macht es Sinn, die Migräne mit Ingwer zu bekämpfen. Raffeln Sie eine Ingwerwurzel. Kauen Sie einen gehäuften Teelöffel davon und schlucken sie ihn nach drei Minuten runter.

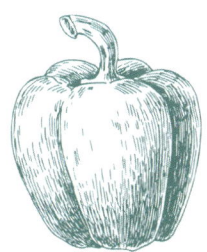

Kopfdruck am Morgen

• Wer abends zu viel gegessen hat, wer Alkohol getrunken hat und sich vor dem Zubettgehen ärgern musste, der erwacht am nächsten Morgen mit einem starken Kopfdruck. Bereiten Sie eine Haferflockensuppe zu und genießen Sie dieses Supermarktrezept.

• Trinken Sie ein Glas frisch gepressten Mandarinensaft.

• Essen Sie zum Frühstück eine Banane. Sie liefert den Mineralstoff Magnesium. Dieser schafft Ordnung im Kopf. Mitunter benötigt man zwei Bananen. Langsam essen und dabei gut einspeicheln.

Schwindelanfälle

• Wenn Sie öfter an Schwindelanfällen leiden, holen Sie sich aus dem Supermarkt vorbeugend einige Naturalien. Essen Sie Blattsalate mit Leinöl. Essen sie oft Rote-Bete-Salat (Rote Rüben) oder trinken Sie Rote-Bete-Saft. Beginnen Sie den Tag mit zwei Tassen Früchtetee.

EXTRA-TIPP

Wissen Sie, warum man im Supermarkt oft Musik hört? Weil man dadurch besser gelaunt ist und konzentrierter einkaufen kann. Musik gibt dem Gehirn mehr Kraft. Das sollten wir öfter nutzen.

• Ihr Körper braucht das Spurenelement Chrom: Essen Sie Weizenvollkornbrot, Kartoffeln, Haselnüsse, getrocknete Datteln, Heidelbeeren, Rindfleisch, Steinpilze und Spinat. Der Körper braucht aber auch Vitamin B_2. Bauen Sie folgende Lebensmittel in den Speiseplan ein: fetten Käse, Forelle, frischen Lachs, frische Makrele, Hering, Eier, Joghurt, Walnüsse. Bei viel Arbeit, Stress und Ärger kann sich der Bedarf an Vitamin B_2 verdoppeln.

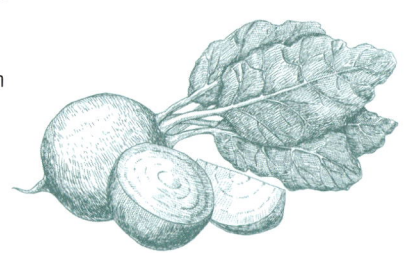

Vergesslichkeit

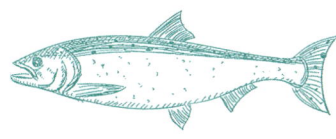

• Man kann mit Nahrung die Konzentration sowie das Erinnerungsvermögen stärken. Früher haben die Ärzte auf dem Land die Birnen-Nuss-Kur empfohlen. Man isst eine Woche lang jeden Tag drei vollreife, saftige Birnen und knabbert dazu zehn halbe Walnusskerne. Die wertvollen

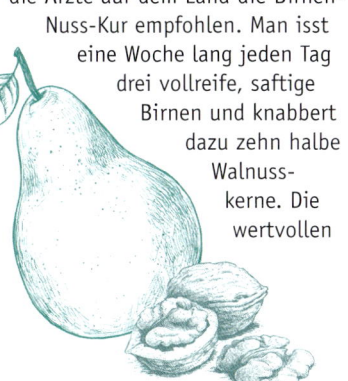

pflanzlichen Öle in der Nuss sowie die Mineralstoffe, Spurenelemente und Bioaktivstoffe in der vollreifen Birne aktivieren das Gehirn und beugen der Vergesslichkeit vor. Es macht auch Sinn, dreimal die Woche Fisch zu konsumieren, vor allem die Meeresfische Lachs,

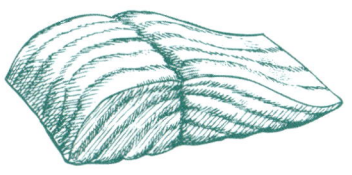

Makrele, Hering oder den heimischen Süßwasserfisch Saibling. Sie alle enthalten interessante Mengen an Omega-3-Fetten, die am Aufbau von Gehirnzellen beteiligt sind.

• Diese Lebensmittel fördern die Konzentration: Haferflocken, Linsen, Sojaprodukte, Reis, Oliven, grüner Tee und schwarzer Tee, Thunfisch, Hüttenkäse und Weizenkeime.

• Auch Gerüche können das Gehirn aktivieren: Riechen Sie an frischem Basilikum.

• Zahllose Studien beweisen: Getränke, die Koffein enthalten, geben der Arbeit des Gehirns mehr Schwung, wenn auch nur für kurze Zeit. Eine Studie der Universität Lissabon hat ergeben: Senioren, die täglich drei bis vier Tassen Kaffee getrunken haben, hatten viel seltener Probleme beim Denken und Konzentrieren als jene, die gar keinen Kaffee oder nur eine Tasse davon konsumiert haben.

Einschlaf- und Durchschlafstörungen

• Trinken Sie 30 Minuten vor dem Zubettgehen eine Tasse Melissentee mit ganz wenig Honig. Der Tee sollte warm sein, nicht heiß.

• Der Klassiker unter den Rezepten für einen tiefen, ungestörten Schlaf ist die Zwiebelmilch. Gießen Sie eine Tasse Milch in einen Kochtopf und bringen Sie diese zum Sieden. Sie darf nicht kochen, weil sonst der beruhigende Stoff Tryptophan zerstört wird. Nun schälen Sie eine mittelgroße Zwiebel und schneiden Sie sie in zwei Hälften. Und zwar so, dass man an der Schnittfläche die Zwiebelringe sehen kann. Legen Sie die beiden Zwiebelhälften nebeneinander und mit den Schnittflächen nach unten in den Kochtopf, sodass der Saft der Zwiebel in die warme Milch abfließen kann. Lassen Sie nun die Milch mit den beiden Zwiebelhälften in dem zugedeckten Topf zehn bis 15 Minuten ziehen. Auch jetzt darf das Ganze nicht kochen, da sonst die ätherischen Öle der Zwiebel wirkungslos werden. Schließlich nehmen Sie die Zwiebeln aus der Milch, gießen die Milch in eine Kräuterteetasse, süßen mit wenig Honig und trinken die Zwiebelmilch

in kleinen Schlucken zehn Minuten vor dem Zubettgehen.

• Wer Schlafprobleme hat, nimmt zu wenig Vitamin B_1 zu sich. Essen Sie Vollkornprodukte, aber auch regelmäßig Obst, gekochten Schinken, Naturreis, grüne Erbsen, Buchweizen, Leber und Kartoffeln.

• Essen Sie vor dem Schlafengehen eine Banane oder eine dünne Scheibe kaltes Putenfleisch. Sie nehmen mit diesen beiden »Betthupferln« die beruhigende Aminosäure Tryptophan auf. Damit können Sie mehr von dem Glückshormon Serotonin produzieren. Das wieder führt zu einer besseren Schlafqualität.

5. Wenn die Haut um Pflege bittet

Akne

• Essen Sie zum Frühstück ein Anti-Akne-Müsli: 30 Gramm Hefe werden mit einem Teelöffel Milch angerührt. Dazu kommen zehn Gramm Leinsamen, zehn Gramm Biohaferflocken und so viel lauwarmer Kamillentee, dass man aus allen Zutaten ein gaumenfreundliches Müsli anrühren kann.

• Versuchen Sie es mit einer Gesichtsmaske: 50 Gramm Bierhefe werden mit einem Becher Biojoghurt verrührt. Dazu gibt man zwei Esslöffel Wiesenblütenhonig. Dieser Brei wird auf die Gesichtshaut aufgetragen und sollte zehn Minuten einwirken. Mit lauwarmem Kamillentee abwaschen und eincremen.

• Würzen Sie längere Zeit nicht mit Salz, sondern mit Hefeflocken. Das passt besonders bei Suppen und Salaten.

• Tauchen Sie ein Wattestäbchen in etwas Lavendelöl und betupfen Sie damit die betroffenen Aknestellen auf der Gesichtshaut. Nehmen sie jedes Mal ein frisches Stäbchen.

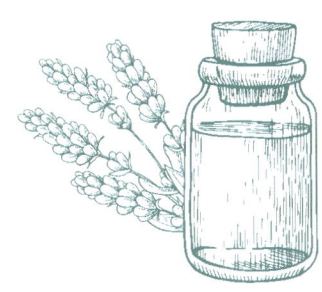

Die Wirkung ist auf das Linalool aus dem Lavendel zurückzuführen. Das ist ein Bakterienkiller, der auch Entzündungen bekämpft. Aber bitte vorsichtig anwenden, auf einige Menschen wirkt Linalool allergisch.

Hautschuppen

• Reiben Sie das Gesicht regelmäßig mit Möhrensaft (Karottensaft) ein und knabbern Sie täglich zwei Möhren, und zwar eine Woche lang. Rühren Sie in den Möhrensaft einen Espressolöffel Olivenöl. Dann können die Carotinoide und die Carotine aus den Möhren optimal genutzt werden.

• Zwei Esslöffel Meersalz und ein Esslöffel Walnussöl werden vermischt und auf die Haut aufgetragen, 25 Minuten einwirken lassen. Danach abwaschen. Das Meersalz ist im Rahmen der Supermarkt-Apotheke von großer Bedeutung.

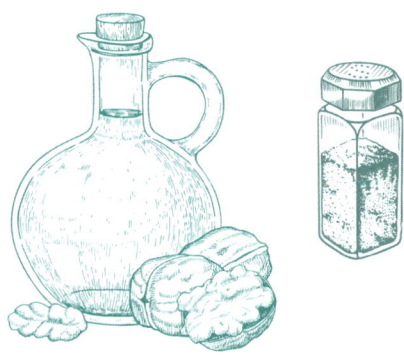

• Schälen Sie eine Bioorange. Reiben Sie das orangefarbene Äußere ab und trocknen Sie die Schalenstücke einige Tage lang. Dann geben Sie ganz wenig warmes Wasser dazu. Reiben Sie die Haut mit den aufgeweichten Orangenstücken ein, lassen Sie sie etwas einwirken und waschen Sie dann das Gesicht mit lauwarmem Wasser gründlich.

• Mischen Sie einen Teelöffel Zucker mit einem Esslöffel Olivenöl. Massieren Sie diese Mixtur ins Gesicht und spülen Sie diese mit Wasser wieder ab.

Gesichtsrose

• Wer öfter unter einer Gesichtsrose leidet, kann zur Unterstützung der ärztlichen Therapie Hilfe in der Supermarkt-Apotheke finden. Die Gesichtsrose ist eine nervenbedingte Gürtelrose im Gesicht. Mischen Sie folgendes Hausmittel zum Einreiben in die Haut: Zwei Esslöffel Eiklar und zwei Esslöffel Sauerrahm, dazu noch ein kleines Stück Butter. Massieren Sie dieses Gemisch langsam in die Haut ein. Das darf ruhig 15 Minuten dauern.

EXTRA-TIPP

Bei einer Gesichtsrose halten Sie das Gesicht möglichst warm und schützen Sie die Haut vor Zugluft. Besprechen Sie jede Naturbehandlung der Gesichtsrose mit Ihrer Ärztin oder Ihrem Arzt.

Müde Haut

• Ein Rezept, das sehr oft helfen kann und daher in diesem Buch mehrmals empfohlen wird: Schneiden Sie eine frische Schlangengurke in dünne Räder und legen Sie diese auf die Gesichtshaut. Drücken Sie die einzelnen Räder zwischendurch mit den Fingern nach, damit der Gurkensaft in die Poren der Haut besser eindringen kann. Die Gurke sollte mindestens 15 Minuten einwirken.

• Lassen Sie ins Waschbecken heißes Wasser ein, verrühren Sie darin ein halbes Pfund Salz – am besten Meersalz – und waschen Sie damit innerhalb 30 Minuten mehrmals das Gesicht ab. Danach reinigen Sie die Haut vorsichtig mit einem Wattepad und lauwarmem Kamillentee.

• Eine Super-Vitalkur steckt in diesem Rezept: 30 Gramm Gurkensaft, 30 Gramm Möhrensaft (Karottensaft) und 30 Gramm frisch gepresster Zitronensaft von einer Biozitrone werden miteinander verrührt und sofort in die Gesichtshaut einmassiert. Zehn Minuten einwirken lassen.

• Bereiten Sie in einem Kochtopf zwei Liter Kamillentee zu und lassen die aufsteigenden Kamillendämpfe auf das Gesicht hochsteigen. Nehmen Sie vorher den Topf mit dem heißen Kamillentee von der Herdplatte. Für Kinder darf der Topf nicht erreichbar sein: Verbrennungsgefahr.

Trockene Haut

• Tauchen Sie einen Frotteelappen in kalte Milch und waschen Sie damit das ganze Gesicht. Danach legen Sie den Lappen auf die Haut und lassen die Milch ein paar Minuten einwirken. Waschen Sie die Milch nur ganz leicht ab, sodass Reste davon auf der Haut zurückbleiben.

• Schneiden Sie eine reife Avocado in zwei Hälften und holen Sie das Fruchtfleisch aus der äußeren Schalenhaut. Zerdrücken Sie das Fruchtfleisch zu einem Brei und tragen diesen als Maske auf. Das Öl in der Avocado verhindert ein weiteres Austrocknen der Haut.

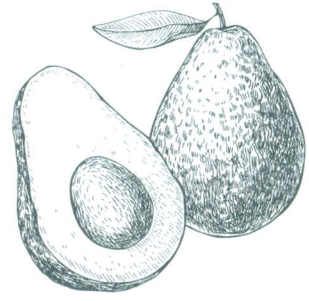

• Nehmen Sie etwas Butter auf die Finger und massieren dieses kostbare Fett in die Haut ein.

• Trinken Sie jeden Tag eineinhalb Liter Wasser mit ein paar Tropfen frisch gepresstem Zitronensaft. Das liefert der Haut Feuchtigkeit von innen.

• Die Haut braucht Vitamine, Mineralstoffe und Enzyme. Die liefert uns eine Vitalstoffmaske: Zwei Esslöffel Quark (Topfen) werden mit einem Teelöffel Honig verrührt und für 20 Minuten auf die Haut aufgetragen.

• Verwenden Sie so oft wie möglich feuchtigkeitsspendende Flüssigseife aus dem Supermarkt.

• Und das ist die Bananenpackung, die viele Frauen mit trockener Haut sehr schätzen: Eine reife Banane wird geschält und püriert und mit zwei Esslöffeln Buttermilch verrührt. Jetzt kommen zwei Esslöffel Naturjoghurt und ein Esslöffel Wiesenblütenhonig dazu, eventuell ein Esslöffel Kokosmilch. Nachdem Sie die Haut gereinigt und abgetrocknet haben, massieren Sie die Packung in die Haut, legen ein Handtuch übers Gesicht und genießen die Verwöhnmixtur 40 Minuten.

Fettige Haut

• Ein Liter Buttermilch wird mit dem Saft von vier Zitronen verrührt. Dazu mischt man fünf Hände voll frische pürierte Pfefferminzblätter und gibt sie mit der Buttermilch und dem Zitronensaft ins Badewasser. Ein heilsamer Genuss in der Wanne.

• Auch dieses Baderezept tut der Haut gut: 250 Gramm Hafermehl werden mit dem Saft von fünf Zitronen vermischt und in ein Leinensäckchen gefüllt. Das Säckchen wird nun ins sehr warme, einlaufende Wasser gelegt. Jetzt steigen Sie dazu und drücken das Säckchen aus. Baden Sie 25 Minuten.

• Noch viel einfacher ist folgendes Bad: Verrühren Sie einen Liter frische Molke im Badewasser und bleiben Sie dann 20 Minuten in der Wanne.

• Wollen Sie für sich persönlich eine eigene Hautcreme zubereiten? Sie ist für einen ganz normalen Hauttyp gedacht. Schlagen Sie ein Eiklar zu einem leichten Schaum.

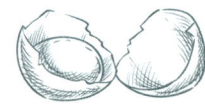

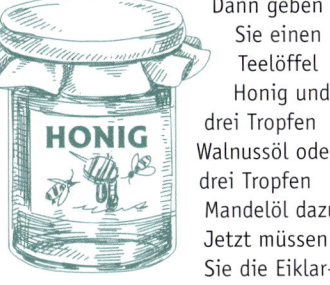

Dann geben Sie einen Teelöffel Honig und drei Tropfen Walnussöl oder drei Tropfen Mandelöl dazu. Jetzt müssen Sie die Eiklarmasse weiterschlagen, bis daraus eine glatte, feste Creme entsteht, die im Kühlschrank drei Tage frisch bleibt. Das Gesicht wird damit morgens und abends leicht massiert.

Sensible Gesichtshaut

• Mehr Widerstandskraft bekommt die Haut mit folgendem Rezept: Ein Esslöffel frisch gepresster Zwiebelsaft, ein Teelöffel Bienenhonig und ein Esslöffel Leinöl werden mit wenig Wasser verrührt. Dann wird das Eigelb dazu gegeben. Das Ganze dann gut vermischen und abends in die Gesichtshaut einmassieren. Nicht abwaschen und über Nacht einwirken lassen.

Entzündete Gesichtshaut

• Beruhigen Sie die Haut von innen her über die Ernährung. Bauen Sie folgende Naturprodukte in den Speiseplan ein: Vollkornbrot, Vollkornteigwaren, Butter, Weizenkeimöl, Joghurt und reichlich Blattgemüse. Sie alle versorgen auf diese Weise die Haut mit entzündungshemmendem Vitamin E.

• Sie müssen eine beruhigende Maske auflegen. Rühren Sie 250 Gramm frischen Quark (Topfen) mit Naturjoghurt oder Milch zu einem Brei und tragen Sie ihn auf die Haut auf. Bleiben Sie dann etwa 20 Minuten entspannt liegen.

• Zerdrücken Sie mehrere rohe Zwiebeln und verrühren Sie diese Masse mit etwas abgekochtem Wasser zu einem Zwiebelbrei. Legen Sie diesen für 20 Minuten auf die gerötete Haut auf.

• Für die Schönheit von innen her konsumieren Sie längere Zeit jeden Tag zwei bis drei süße, reife Äpfel (das ist aber für Diabetiker nicht ratsam).

Gesichtsfalten

• Wenn die Haut an Feuchtigkeit verliert, dann schwindet die Elastizität. Es kommt zur Faltenbildung. Dagegen kann man einiges tun. Da gibt es aus der Supermarkt-Apotheke die Avocadomaske. Schneiden Sie aus der reifen Avocado das Fruchtfleisch heraus. Das macht man am besten mit einem Esslöffel. Jetzt pürieren Sie das Fruchtfleisch, verteilen es auf der Gesichtshaut und lassen es 30 Minuten einwirken.

• Trinken Sie jeden Tag bis zu zwei Liter Wasser. Das strafft die Haut von innen.

• Essen Sie regelmäßig Obst und Gemüse, aber auch Haselnüsse. Damit nehmen Sie die Vitamine A, C und E zu sich, die kleine Falten verhindern können.

• Rühren Sie täglich einen Teelöffel Leinöl in einen Becher Naturjoghurt oder in ein Glas frisch gepressten Mandarinensaft. Langsam trinken, intensiv einspeicheln.

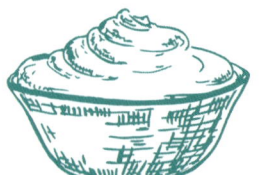

• Tauchen Sie einen Frotteewaschlappen in zimmerwarme Milch und befeuchten Sie damit mehrmals am Tag das Gesicht. Das glättet Falten.

• Sehr wirksam ist die Apfelmaske: 40 Gramm geriebener Apfel werden mit einem Becher Naturjoghurt und mit etwas Weizenkleie vermischt. Die weiche Paste wird auf das Gesicht aufgetragen. Sie wird erst nach dem Festwerden wieder abgewaschen.

• Das ist auch ein sehr beliebter Antifaltenbrei: Man trägt ihn am besten jeden Abend vor dem Zubettgehen auf und lässt ihn über Nacht einwirken. Ein Eigelb wird mit zwei Esslöffeln frisch gepresstem Zitronensaft und zwei Esslöffeln Weizenkeimöl verrührt.

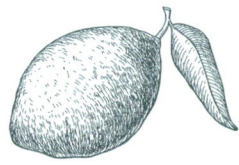

• Im Kampf gegen Falten kann man auch weitere natürliche Kräfte einsetzen. Das Geheimnis: Sie versorgen uns mit Schwefel. Ein besonderer Eiweißbaustein für die Haut ist Zystein, das zu einem erheblichen Teil aus Schwefel besteht. Ein wichtiger Schutzstoff gegen Falten. Das Vitamin C mischt da kräftig mit. Zu den Favoriten der Faltenbekämpfung zählen in der Supermarkt-Apotheke Lauch, Knoblauch, Meerrettich (Kren), Zwiebeln sowie Brunnenkresse.

• Beim Aufkommen von Falten am Hals und am Dekolleté bewährt sich die Zitronenkur: Schlagen Sie das Eiweiß eines Bioeies zu einem steifen, leichten Schaum und rühren Sie den Saft einer Biozitrone unter. Diese Mixtur tragen sie auf Hals und Dekolleté auf und lassen sie etwa 20 bis 30 Minuten einwirken.

Altersflecken

• Altersflecken weisen sehr oft auf einen Mangel an Vitamin E hin. Dieses Vitamin holen Sie sich aus Sonnenblumenkernöl, Mandeln, aus Walnüssen, Erdnüssen, Butter und Vollkorngetreideprodukten.

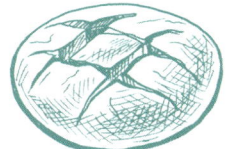

• Mehrmals täglich reiben Sie die Flecken auf der Haut mit den Schnittflächen einer Biozitrone ein, die Sie in zwei Hälften geteilt haben.

• Sie können die Flecken auch mit einem Stück vom Fruchtfleisch einer reifen, saftigen Papaya einreiben.

• Massieren Sie etwas Buttermilch in die betroffene Hautstelle.

• Mischen Sie drei Esslöffel Naturjoghurt mit einem Teelöffel Honig und reiben Sie die Mixtur mehrmals am Tag in die Haut.

Blasse Gesichtshaut

• Essen Sie – so oft Sie Lust haben – eine dünne Scheibe Vollkornbrot mit ganz wenig Butter bestrichen und darauf zwei geschälte, dünne Scheiben Knoblauch. Mit einer Knoblauchscheibe reiben Sie sanft die Gesichtshaut ein, die Sie zwei Stunden zuvor mit einer hochwertigen Gesichtscreme verwöhnt haben. Hinweis: Mit dem Knoblauch nicht zu nahe an die Augen, das brennt. Führen Sie diese Massage nur dann durch, wenn Sie allein sind. Es wird ein einsamer Tag.

• Trinken Sie drei Wochen lang dreimal täglich eine Tasse von folgendem Wurzeltee, den Sie selbst zubereiten: 15 Gramm Selleriewurzel zehn Minuten in einem halben Liter Wasser gekochen. Durchseihen, lauwarm und ungesüßt trinken.

• Versorgen Sie den Organismus mit Eisen. Essen Sie regelmäßig Naturreis und Vollkornprodukte.

Schlaffe, rissige Gesichtshaut

• Oft wirkt die Gesichtshaut älter, als sie ist. In vielen Fällen fehlt da dem Körper das Vitamin Biotin.

EXTRA-TIPP

Wenn Sie einer Faltenbildung vorbeugen wollen, so sollten Sie auf längere Sonnenbäder verzichten und Nikotin und Alkohol unbedingt meiden.

Vergessen Sie bei Planung Ihrer Mahlzeiten nicht Kalbsleber, Sojaprodukte, Eigelb, Walnüsse, Erdnüsse, Mandeln, Sardinen, Champignons, Naturreis, Spinat, Möhren (Karotten) und Tomaten. All diese Lebensmittel beliefern uns mit Biotin. Zuviel davon kann nicht schaden. Wenn es zu viel sein sollte, wird es ohne Probleme aus dem Organismus abtransportiert.

• Massieren Sie die Gesichtshaut des Öfteren mit einer Mischung aus Biotomatensaft und frisch gepresstem Saft einer Biozitrone, zu gleichen Teilen.

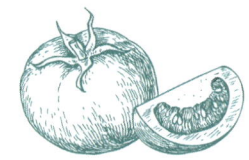

• Reiben Sie die Haut regelmäßig mit Weizenkeimöl ein und richten Sie mit diesem wertvollen Öl auch die Salate an.

Gestresste Haut

• Wenn Sie bis spätabends aus waren, dann kommen Sie vielleicht mit gestresster Gesichtshaut nach Hause. Ideal, wenn im Kühlschrank bereits eine selbst hergestellte Hautreinigung wartet. Eine Tasse Naturjoghurt wird mit einem Esslöffel Olivenöl und einem Esslöffel Zitronensaft verrührt. Tauchen Sie ein Wattepad ein und reinigen damit das Gesicht vom Make-up und von Cremeresten. Drei Minuten lang

• Eine andere Möglichkeit: 50 Gramm Buttermilch werden etwas erwärmt. Nun gibt man einen Teelöffel Wiesenblütenhonig und einen Teelöffel Zitronensaft dazu. Ein Wattepad eintauchen und das Gesicht fünf Minuten reinigen.

Warzen

• Schneiden Sie eine Zwiebel in zwei Hälften und reiben Sie mit den Schnittflächen die Warze ein. Machen Sie das jeden Tag neu.

• Nehmen Sie einige Tage lang jeden Abend ein heißes Fußbad. Geben Sie dem Wasser drei gehäufte Esslöffel Meersalz zu. Gut umrühren. Baden Sie die Füße 15 Minuten. Danach gut abtrocknen. Dann schälen Sie eine Banane und essen diese mit Genuss. Von der Schale schneiden Sie mit einem Messer ein Stück ab, drücken es mit der Schaleninnenseite auf die Warze und kleben ein Heftpflaster darüber. Lassen Sie es über Nacht einwirken. Das müssen Sie täglich praktizieren, so lange, bis die Warze verschwunden ist.

• Schneiden Sie eine rohe Kartoffel in zwei Hälften und massieren Sie mit den Schnittflächen die Warze.

• Massieren Sie die Warze immer wieder mit dem Saft einer grünen Feige.

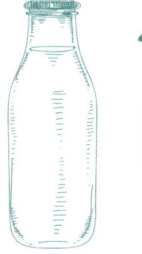
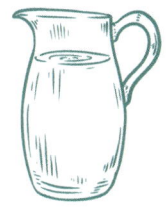

6. Wenn die Nase optimal riechen möchte

Schnupfen

• Nehmen Sie reichlich Flüssigkeit zu sich. Ideal sind Fruchtsäfte mit einem hohen Anteil an Vitamin C. Sehr wirksam sind der Schwarze-Johannisbeer-Saft, der Himbeersaft und der Sanddornsaft, jeweils mit stillem Mineralwasser verdünnt. Sehr beliebt ist stilles Mineralwasser mit etwas Zitronensaft. Der Schnupfentee Nummer Eins ist zweifelsohne der Hagebuttentee.

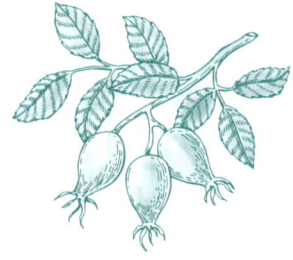

• Verwenden Sie ausschließlich Papiertaschentücher, die Sie nach einmaligen Gebrauch entsorgen.

• Nehmen Sie ein heißes Fußbad. Sie beginnen mit einer Wassertemperatur von 35 Grad Celsius, gießen ständig heißes Wasser nach und enden nach 15 bis 20 Minuten bei 42 Grad. Nach dem Fußbad ab ins Bett, zum Nachschwitzen.

• Kochen Sie eine Handvoll Vollkorngerste in einem halben Liter Milch. Durchseihen und etwas abkühlen lassen. Trinken Sie davon eine Tasse, die Sie – wenn Sie möchten – mit einem Teelöffel Waldhonig süßen können.

• Trinken Sie einige Zeit zweimal am Tag ein Glas Rote-Bete-Saft. Der Farbstoff Betanin macht Krankheitserreger inaktiv.

• Zerdrücken Sie warme, gedämpfte Kartoffeln zu einem Brei, schlagen Sie diesen in ein Tuch ein und legen Sie die Packung auf die Nasennebenhöhlen. Sobald die Kartoffeln an Wärme verlieren, eine neue Packung auflegen.

• Lassen Sie mehrmals am Tag einen Teelöffel Wiesenblütenhonig auf der Zunge zergehen.

• Würzen Sie viele Speisen mit frisch geriebenem Meerrettich (Kren).

• Wenn Sie im Rahmen eines Schnupfens tränende Augen haben, unter Nieszwang leiden, über Müdigkeit klagen und Halsschmerzen verspüren, dann braucht Ihr Organismus die Vitamine C, A und E. Sie schützen unsere Zellen vor Erkältungen. Essen Sie gezielt folgende Naturprodukte: Brokkoli, Möhren, Tomaten, Paprika, Orangen, Mandarinen, aber auch Kürbis, Spinat, Papaya, Avocados und Spargel. Sinnvoll sind auch Knoblauch und Zwiebeln mit ihren Kräften gegen Viren und Bakterien. Gegen Viren kann man auch die Senföle vom Meerrettich (Kren) und von der Kresse einsetzen.

Verstopfte Nase

• Tauchen Sie Wattestäbchen in Olivenöl und reiben Sie damit ganz sanft die Nasenlöcher ein. Diesen Vorgang sollten Sie nach jedem Schnäuzen wiederholen.

• Kauen Sie einige Minuten lang Trockenfrüchte oder ein Stück trockenes Vollkornbrot. Das löst den festen Schleim und fördert die Durchblutung der Nase.

> ## EXTRA-TIPP
>
> Sie sind den Schnupfen schneller wieder los, wenn Sie begleitend mit Salbeitee gurgeln, Salbeitee trinken und zehn Minuten lang die aufsteigenden Dämpfe von Thymiantee einatmen. Das Thymol aus dem Thymian stärkt die Atemwege und bekämpft die Entzündungen im Brustbereich.

• Zerschneiden Sie eine Zwiebel in viele kleine Stücke und geben Sie diese Stücke in einen Kochtopf mit zwei Liter kochendem Wasser. Lassen sie das Ganze noch einmal aufkochen. Dann nehmen Sie den Topf vom Herd und atmen den aufsteigenden Dampf durch Mund und Nase ein. Halten Sie dabei die Augen geschlossen. Bitte: Kinder vom heißen Wasser fernhalten. Die Verbrennungsgefahr ist groß.

• Nehmen Sie abends vor dem Zubettgehen ein sehr warmes Fußbad. Geben sie eine Handvoll Kochsalz ins Wasser. Oder gießen Sie einen Viertelliter Apfelessig oder Weinessig dazu.

EXTRA-TIPP

Massieren Sie tagsüber mit Daumen und Zeigefinger die Nase am Nasenrücken immer von oben nach unten. Das hält die Nasenschleimhäute feucht und löst Blockaden.

Rinnende Nase

• 100 Gramm Quark (Topfen) mit zehn Gramm frisch geriebenem Meerrettich (Kren) verrühren. Fingerdick auf ein Leinentuch streichen, die Kompresse für zehn Minuten auf die betroffene Stelle legen. Die Auflage wirkt abschwellend, beschleunigt die Schleimabsonderung. Vorsicht: Der Meerrettichmix darf die Haut direkt nicht berühren. Und die Augen schon gar nicht.

• Immer neue Papiertaschentücher verwenden. Gleich entsorgen.

• Halten Sie vorübergehend vegetarische und salzarme Kost ein, damit der Körper nicht zu viel Wasser speichert. Das fördert sonst die rinnende Nase.

• Den Mund oft mit zimmerwarmem Mineralwasser ausspülen, etwas weniger Wasser trinken.

• Bestimmte Gewürze bringen die Schleimhäute zum Abschwellen und fördern den Abtransport des Schleimes. Verwenden Sie in der Küche verstärkt Knoblauch, Meerrettich und Cayennepfeffer.

• Essen Sie kurzfristig – zwei bis drei Tage – kein saftiges Obst.

Schmerzende Nase

• Eine Erkältung kann die Ursache für Schmerzen in der Nase sein. Nehmen Sie einen Esslöffel frisch gepressten Zwiebelsaft in den Mund, lassen Sie ihn auf die Schleimhäute einwirken, danach ausspucken.

• Verwenden Sie in der Küche Naturalien, die reichlich Vitamin C enthalten: Petersilie, Paprikaschoten, Zitrusfrüchte und gedämpfte Kartoffeln (Pellkartoffeln).

Stirnhöhlen-entzündung

• Unterstützend zur notwendigen ärztlichen Therapie: Verzichten Sie ein paar Tage auf Fleisch.

• Kochen Sie zwei, drei Kartoffeln weich, schälen Sie diese und zerdrücken sie mit einer Gabel. Legen Sie den warmen Brei auf die schmerzende Stelle an der Stirnhöhle. Zehn bis zwölf Minuten einwirken lassen.

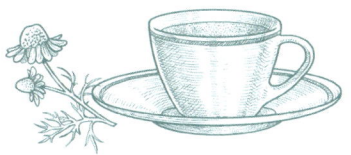

• Genießen Sie mehrmals am Tag Gesichtsdampfbäder mit zwei Litern Kamillentee, aber nicht zu heiß.

Nasenschleimhaut-entzündung

• Nehmen Sie abends sehr warme Fußbäder. Das Wasser muss bis über die Waden gehen. Verrühren Sie im Eimer eine Handvoll Salz. Das Fußbad sollte etwa 20 Minuten dauern.

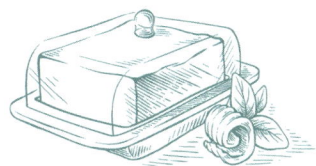

• Bereiten sie Ihre eigene, persönliche Nasensalbe zu: 40 Gramm Butter, acht Gramm Honig und sechs Gramm Buttermilch werden vermischt. Massieren Sie damit die Nase äußerlich sowie die Stirn und – soweit es geht – auch die Nase an den unteren Rändern der Nasenlöcher. Die Butter darf nicht gesalzen sein.

• Versorgen Sie Ihren Organismus mit Vitamin A. Trinken Sie einmal am Tag einen Achtelliter Möhrensaft (Karottensaft) mit drei bis fünf Tropfen Weizenkeimöl. Dank des Öls kann der Körper das Vitamin A optimal aufnehmen und verarbeiten.

• Essen sie ein paar Tage vorwiegend gedämpftes Gemüse und dazu ein wenig Naturreis.

Nasennebenhöhlen- entzündung

• Riechen Sie an Meerrettichstücken, die Sie mit Küchenhandschuhen ganz frisch geraffelt haben. Die scharfen, ätherischen Öle im Meerrettich fördern den Abtransport des Schleims. Nicht die Augen berühren.

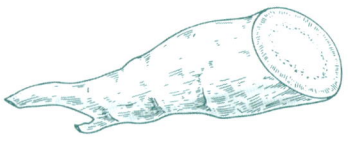

• Mischen Sie einen Esslöffel geriebenen Meerrettich mit einem Esslöffel Zitronensaft. Davon nehmen Sie einen Teelöffel zwei Stunden vor dem Mittagessen.

> **EXTRA-TIPP**
>
> Verwöhnen Sie Ihre Nase, das tut ihr gut: Tauchen Sie einen Frottee-waschlappen in warmes Wasser, drücken Sie ihn etwas aus und legen Sie ihn auf Ihr Gesicht. Solange, bis er kühl wird. Dann tauchen Sie ihn erneut ins warme Wasser, legen ihn wieder aufs Gesicht. Das machen Sie so lange, bis Sie sich so richtig wohl fühlen.

• Wenn es passt: Verwenden Sie in der Küche hin und wieder zum Würzen eine Chilischote. Das Capsaicin in der Chilischote aktiviert den Abtransport des Schleims. Gehen Sie sparsam mit der Schärfe um.

• Massieren Sie den obersten Teil des Nasenrückens zwischen den beiden Augenbrauen.

• Zerdrücken Sie eine geschälte Knoblauchzehe, verrühren Sie diese mit zwei Esslöffeln Wasser. Tauchen Sie ein Wattestäbchen in die Flüssigkeit und betupfen Sie damit den unteren inneren Teil der Nasenlöcher.

Nasenkatarrh

• Zerschneiden Sie eine Zwiebel in vier Viertel und dämpfen Sie alle vier Stück in einem Kochtopf mit wenig Wasser. Geben Sie etwas Kandiszucker dazu. Bewahren Sie diesen Nasensirup in einer dunklen, lichtgeschützten Flasche auf. Nehmen Sie alle zwei Stunden einen Esslöffel davon in den Mund und lassen Sie den Kandiszwiebelsirup langsam am Gaumen zergehen.

• Erhitzen Sie in einem Kochtopf einen Liter Wasser mit zwei Esslöffeln goldgelbem Leinsamen. Einmal aufkochen, den Topf vom Herd nehmen. Atmen Sie nun fünf Minuten lang den aufsteigenden Dampf ein.

Rote Nase

• Fünf Esslöffel Apfelessig werden mit einem halben Liter warmem Wasser vermischt. Nun tauchen Sie ein Wattepad ein, drücken es leicht aus und legen es dann für fünf Minuten auf die Nase. Am besten, Sie legen sich dabei auf den Rücken und entspannen Sie sich.

• Würzen Sie Ihre Speisen mit ganz wenig Salz, dafür mit reichlich Hefeflocken.

• Wenn Erdbeerzeit ist, sollten Sie die kurze Saison nutzen. Zerdrücken Sie eine saftige Erdbeere und drücken Sie diese auf die Nase. Lassen Sie die Frucht eine Stunde auf die Haut einwirken.

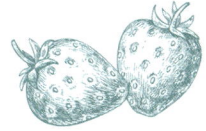

Nasenbluten

• Für den Fall, dass bei Ihnen Nasenbluten einsetzt: Es gibt viele Möglichkeiten, etwas Wirksames dagegen zu unternehmen. Nasenbluten sieht oft sehr dramatisch aus, ist aber meistens harmlos. In vielen Fällen verkleben sich die Blutgefäße von selbst. Die Blutung hört ohne Zutun auf. Sie dauert aber länger, wenn der Blutdruck hoch ist oder wenn Blut verdünnende Medikamente eingenommen werden müssen. Darum sollte man bei länger andauerndem Bluten der Nase Ärztin oder Arzt verständigen. Die erste Maßnahme: auf einen Stuhl setzen, den Kopf leicht nach vorne beugen, mit Daumen und Zeigefinger einige Minuten lang beide Nasenflügel zusammendrücken. Zusätzlich eine Kältepackung in den Nacken legen. Kein Blut schlucken.

Das kann zu Übelkeit und Erbrechen führen. Wichtig: zwölf Stunden lang nicht die Nase putzen, damit das Blutgefäß nicht noch einmal aufreißt. Das alles kennen und wissen Sie vermutlich schon. Es gibt aber auch hilfreiche Rezepte aus der Supermarkt-Apotheke.

• Da ist zum Beispiel die Zwiebelhilfe: Schneiden Sie zwei Zwiebeln jeweils in zwei Hälften und legen Sie zwei Hälften mit den Schnittflächen nach unten in den Nacken.

Die beiden anderen Zwiebelhälften drücken Sie an die Nasenlöcher. Das hilft die Blutung zu stoppen.

• Nehmen Sie ein Fußbad. Gießen Sie in einen Eimer drei Liter sehr warmes Wasser und geben Sie vier Esslöffel Weizenkleie und drei Esslöffel Apfelessig hinzu. Lassen Sie diese Mischung 15 Minuten auf die Füße einwirken. Massieren Sie in dieser Zeit intensiv beide Kniekehlen. Danach reiben Sie die Fußsohlen mit etwas Apfelessig ein.

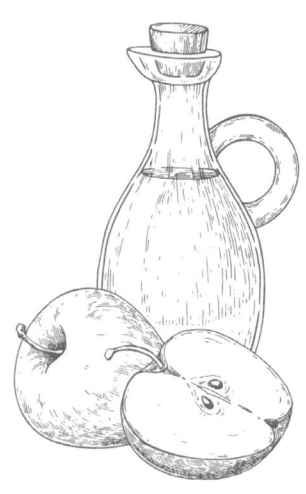

7. Gesund im Mund ist wichtig

Trockener Mund

• Trinken Sie mehrmals am Tag ein Glas stilles Mineralwasser, in das Sie jeweils einen Teelöffel Apfelessig oder einen Esslöffel frisch gepressten Zitronensaft, eventuell Mandarinensaft einrühren. Spülen Sie so oft wie möglich den Mund mit stillem Mineralwasser aus.

• Würzen Sie manche Speisen mit Cayennepfeffer. Das ist ein kleiner Trick gegen den trockenen Mund.

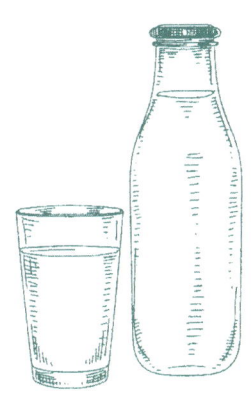

• Meiden Sie kohlensäurehaltige Getränke. Sie trocknen die Mundschleimhäute aus.

• Verzichten Sie einige Zeit auf Salz, gehen Sie bescheiden mit Orangensaft um.

• Putzen Sie die Zähne einige Zeit nicht mit einer üblichen Zahnbürste, sondern essen Sie anstelle dessen eine halbe geschälte Biozitrone. Gut kauen. Das Vitamin C spielt im Einsatz gegen eine Mundschleimhautentzündung eine wichtige Rolle. Daher hat sich das Fruchtfleisch der Zitrone bewährt.

Mundschleimhautentzündung

• Gurgeln Sie einige Tage alle zwei Stunden mit Molke. Diese sollte zimmerwarm sein. Trinken Sie jedes Mal ein wenig davon. Da sollte sie allerdings kalt sein.

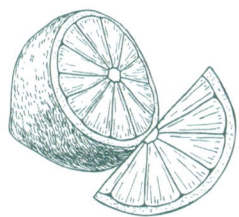

Fieberblase

• Wenn Sie morgens beim Zähneputzen an Ihren Lippen eine heranwachsende Fieberblase – auch Herpesbläschen genannt – entdecken, dann finden Sie in der Apotheke hervorragende Arzneien, die Sie anwenden sollten. Doch als Erste Hilfe gibt es im Supermarkt eine kuriose Lösung. Nehmen Sie etwas Zahnpasta und verreiben Sie es auf der keimenden Fieberblase.

• Halten Sie ein paar Minuten lang einen Eiswürfel an das Herpesbläschen. Das stoppt die Schwellung und lindert den Schmerz.

• Mitunter kann man die Fieberblase am Ausbruch hindern, wenn man früh genug Olivenöl einmassiert.

• Essen Sie jeden Tag einen Becher Naturjoghurt und reiben etwas davon in die Fieberblase ein.

• Essen Sie jeden Tag einen saftigen Apfel und reiben Sie ein wenig vom Saft in die Fieberblase ein. Das Flavonoid Quercetin aus dem Apfel fördert das Verschwinden des Herpesbläschens.

Raue Lippen

• Massieren Sie oft die Lippen mit kaltgepresstem Olivenöl, am besten morgens und abends.

• Wenn Sie morgens Frühstück zu sich nehmen, dann schneiden Sie ein kleines Stück Butter von der großen Packung ab und reiben es mit den Fingern in die rauen Lippen. Oder noch praktischer: Wenn die Butterpackung leer geworden ist, dann streichen Sie das Butterpapier mit der Innenseite an den Lippen hin und her. Dann haben Sie die Butterreste noch schnell für die Schönheit genutzt.

• Bei besonders rauen Lippen sollten Sie sie mehrmals am Tag mit Kakaobutter einreiben.

• Achten Sie auf genügend Luftfeuchtigkeit in Ihrer Wohnung. Das Messgerät dafür – das Hygrometer – sollte zwischen 50 und 60 Prozent anzeigen.

Aufgesprungene, rissige Lippen

• Reiben Sie die Lippen mehrmals am Tag mit Weizenkeimöl ein.

• Führen Sie Ihrem Körper Eisen aus der Natur zu. Essen Sie reichlich Schnittlauch, genießen Sie aber auch immer wieder einen Salzhering.

• Wenn Sie allein sind, dann reiben Sie die Lippen mit einer geschälten Knoblauchzehe ein. Das funktioniert auch mit frisch gepresstem Zwiebelsaft.

• Schneiden Sie von einer Salatgurke zwei etwas dickere Räder und betupfen Sie damit die Lippen. Der Gurkensaft wird gierig aufgesaugt. Das tut den Lippen gut.

• Essen Sie reichlich und regelmäßig rohes Gemüse. Greifen Sie aber auch zu heimischem Obst der Saison.

Mundgeruch

• Mitunter genügt es, einen Apfel zu verzehren. Kauen Sie bitte auch die Apfelkerne mit. Das ist wichtig für die Verdauung.

• Eine gute Wirkung erzielt man auch, wenn man einen Teelöffel Apfelessig in einem Achtelliter Mineralwasser (still) verrührt. Gurgeln Sie mit einer Hälfte, die andere Hälfte trinken Sie langsam in kleinen Schlucken.

• Viele schwören auf die Gewürztherapie. Mischen Sie zu gleichen Teilen die Samen von Anis, Fenchel und Dill. Kauen Sie von dieser Mixtur ein Gramm vor einer Hauptmahlzeit. Sie dürfen die Gewürze erst schlucken, wenn sie zu einem Brei geworden sind.

• Kauen Sie rohe Petersilie. Das kann den Mundgeruch sehr oft blitzschnell wegzaubern.

• Essen Sie 20 reife Heidelbeeren zur Erntezeit dieser wunderbaren Früchte.

• Kauen Sie ein paar Kaffeebohnen.

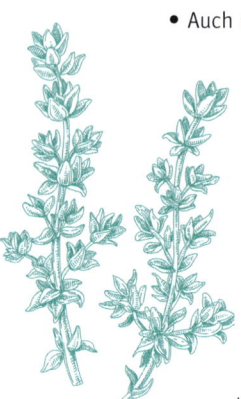

• Auch das Kauen der Küchengewürze Thymian oder Majoran kann helfen.

• Trinken Sie ein Glas Milch. Manche schwören auf kalte Milch, andere wieder haben mehr Erfolg mit warmer Milch.

Zu viel Speichel im Mund

• Bereiten Sie einen ganz speziellen Salbeitee zu: Stellen Sie einen Liter kaltes Wasser auf die Herdplatte und geben Sie drei gehäufte Esslöffel getrocknete Salbeiblätter hinzu. Lassen Sie das Ganze drei Minuten kochen. Dann durchseihen, lauwarm werden lassen und im Laufe des Tages trinken. Zwei Wochen lang.

• Sehr oft hilft es, wenn man über den Tag verteilt immer wieder den Mund mit kaltem Wasser ausspült.

Kieferhöhlenentzündung

• Fragen Sie unbedingt Ihre Ärztin oder den Arzt, ob Sie in Ihrem Fall folgendes Rezept anwenden dürfen, allerdings nur als Unterstützung der medizinischen Therapie: Pressen Sie einige Zwiebeln aus und tauchen Sie ein Leinentuch in den Saft. Drücken Sie es aus und legen Sie es für 30 Minuten in den Nacken.

EXTRA-TIPP

Wenn Sie den schrecklichen Knoblauchgeruch nach einer Mahlzeit loswerden wollen, dann gurgeln Sie mit Salbei- oder mit Pfefferminztee. Sie können auch zwei Gramm Zitronensäure in einem Viertelliter Wasser verrühren. Spülen Sie damit den Mund aus. Sie können auch eine Chlorophylltablette aus der Apotheke unter der Zunge zergehen lassen.

Zahnschmerzen

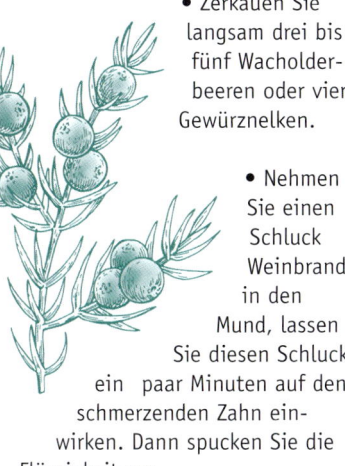

- Zerkauen Sie langsam drei bis fünf Wacholderbeeren oder vier Gewürznelken.

- Nehmen Sie einen Schluck Weinbrand in den Mund, lassen Sie diesen Schluck ein paar Minuten auf den schmerzenden Zahn einwirken. Dann spucken Sie die Flüssigkeit aus.

- Geben Sie sechs Esslöffel Leinsamen in ein Leinensäckchen, erhitzen Sie das Ganze und legen Sie das warme Säckchen außen auf die schmerzende Wangenseite.

- Bereiten Sie Pfefferminztee zu, nehmen Sie immer wieder einen Schluck davon, umspülen Sie damit den schmerzenden Zahn, spucken den Tee aus und nehmen wieder einen neuen Schluck. Das machen Sie so lange, bis die Schmerzen zurückgehen.

- Lösen Sie einen Teelöffel Salz in einem Viertelliter warmem Wasser auf. Spülen Sie damit den Mund aus und entsorgen die Flüssigkeit. Machen Sie das eine Minute lang. Sie dürfen das Salzwasser auf keinen Fall schlucken.

- Umwickeln Sie einen Eiswürfel mit einem kleinen Stück von einem Papiertaschentuch und legen Sie es auf den schmerzenden Zahn. Etwa zehn bis 15 Minuten. Das beruhigt die Nervenschmerzen.

- Übergießen Sie einen Schwarzteebeutel mit heißem Wasser, nehmen den Teebeutel aus dem Wasser und drücken ihn an den betroffenen Zahn. Die Gerbstoffe verringern den Schmerz.

EXTRA-TIPP

Sie können den Zahnschmerz auch mit einer Kältemassage vertreiben: Reiben Sie zwischen Daumen und Zeigefinger zwei Minuten lang einen Eiswürfel aus dem Kühlschrank. Sie können den Eiswürfel in ein Stück Textil einschlagen. Wiederholen Sie diesen Vorgang mehrmals.

• Wenn Sie Schmerzen im Zahn haben, weil der Zahn ein Loch hat, dann kneten Sie etwas Brot ohne Rinde und drücken diesen Brei in das Loch. Dann aber heißt es: Sofort zur Zahnärztin oder zum Zahnarzt. Sie können auch ein Stück bereits gekauten Kaugummi in das Zahnloch drücken.

Knirschende Zähne

• Nehmen Sie vor dem Zubettgehen ein entspannendes Wannenbad.

• Geben Sie ein paar Tropfen Lavendelöl auf einen halben Zuckerwürfel und lassen Sie diesen im Mund zergehen.

• Massieren Sie nach einem anstrengenden Tag den Unterkiefer mit ganz wenig Walnussöl. Beim

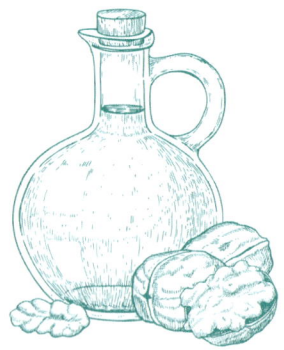

Massieren sollte der Mund leicht geöffnet sein. Das Massieren sollte in kreisenden Bewegungen durchgeführt werden.

Zahnverlust

• Wenn Sie an sich einen wiederholten Zahnausfall beobachten, dann kann das ein Signal für einen

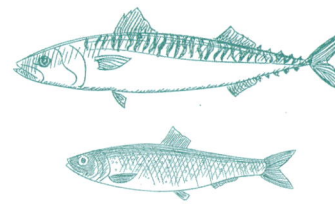

Vitamin-D-Mangel sein. Bauen Sie verstärkt in Ihren Speiseplan folgende Naturprodukte ein: Hering, Makrele, Aal, Lachs, Eier, Vollkorngetreide, Leber, Naturjoghurt.

8. Wenn Hals und Rachen überfordert sind

Nackenschmerzen

• Bei Nackenschmerzen und Nackenverspannungen kann die Supermarkt-Apotheke nur wenig helfen. Eventuell kann der Nacken durch den Mineralstoff Magnesium entspannt werden, was die Schmerzen reduziert. Essen Sie Naturprodukte, die interessante Mengen Magnesium enthalten: Kürbiskerne, Cashewnüsse, Haselnüsse, Spinat, Bohnen, Erbsen, Linsen, Bananen, Kartoffeln und Tomaten.

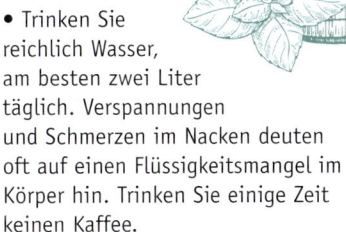

• Geben Sie ein paar Tropfen Pfefferminzöl auf die Fingerspitzen und reiben Sie damit den Nacken ein. Das hilft auch bei Schulterschmerzen.

• Trinken Sie reichlich Wasser, am besten zwei Liter täglich. Verspannungen und Schmerzen im Nacken deuten oft auf einen Flüssigkeitsmangel im Körper hin. Trinken Sie einige Zeit keinen Kaffee.

• Lassen Sie überprüfen, ob Sie vielleicht eine neue Brille brauchen.

• Kurios, aber wirksam: Trinken Sie 14 Tage lang jeden Abend ein Glas Wasser mit einem Esslöffel Apfelessig.

EXTRA-TIPP

Verpassen Sie dem Nacken eine heilsame Kompresse: Tauchen Sie ein kleines Handtuch in sehr warmes Wasser – bitte nicht zu heiß –, wringen Sie es aus und legen es für etwa 15 Minuten auf Nacken und Schultern. Über das nasse Handtuch breiten Sie ein trockenes. Dann hält die Wärme länger an.

Altersflecken am Hals

• Schneiden Sie ein Stück saftiges Fruchtfleisch aus einer reifen Papaya und reiben Sie damit die Flecken am Hals ein. Jeden Tag zweimal.

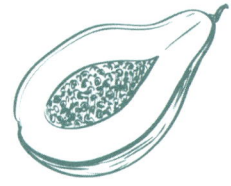

• Oder reiben Sie die Altersflecken am Hals mit dem frisch gepressten Saft einer Biozitrone ein.

• Auch Einreibungen mit starkem Kamillentee helfen.

Schilddrüsenüberfunktion

• Essen Sie – so oft es passt – Kressesalat aus frischer Kresse, angerichtet mit kaltgepresstem Olivenöl. Mischen Sie klein geschnittene Sauerampferblätter dazu. Meiden Sie Alkohol, starken Bohnenkaffee und Nikotin. Trinken Sie Tomatensaft, Möhrensaft (Karottensaft), Pfirsichsaft, Grapefruitsaft und Schwarzen-Johannisbeer-Saft. Sie sollten all diese Säfte mit Wasser verdünnt konsumieren.

• Trinken Sie einige Zeit einmal täglich eine Flasche dunkles Bier. Das dämpft die überaktive Funktion der Schilddrüse.

• Genießen Sie Schellfisch, Scholle, Seelachs, Krabben, Thunfisch, Austern, frische Champignons, Brokkoli und Roggenvollkornbrot. Sie alle versorgen uns mit dem Spurenelement Jod. Das Jod macht es möglich, dass die Schilddrüse die beiden lebenswichtigen Hormone Thyroxin und Trijodthyronin herstellen kann. Diese Hormone regulieren die Körpertemperatur, den Wasserhaushalt, den Sauerstoffverbrauch und das zentrale Nervensystem. Bei einer Schilddrüsenüberfunktion werden zu viele Hormone produziert. Das führt zu innerer Unruhe, schlechtem Schlaf, verstärkter Schweißbildung und erhöhtem Puls.

Schilddrüsenunterfunktion

• Hier liegt ein Mangel an Schilddrüsenhormonen vor. Der sogenannte Kropf am Hals kann sowohl bei einer Überfunktion als auch bei einer Unterfunktion entstehen. Eine Schilddrüsenbehandlung ist in beiden Fällen Sache der Ärztin oder des Arztes.

• Gönnen Sie sich regelmäßig viel Bewegung in frischer, sauerstoffreicher Luft. Achten Sie auf Wärmezufuhr. Sie frieren schnell.

• Das einzige Gemüse, das Sie nicht essen sollten, ist Kohlgemüse. Alles andere Gemüse ist wichtig. Vegetarische Kost tut gut.

• Verwenden Sie in der Küche überwiegend jodiertes Salz oder Meersalz.

• Trinken Sie zu einer Hauptmahlzeit einmal am Tag ein Glas warmes Wasser mit einem Teelöffel Apfelessig.

• Auch bei der Unterfunktion ist die Jodzufuhr über die Nahrung von Bedeutung. Wie bei der Überfunktion.

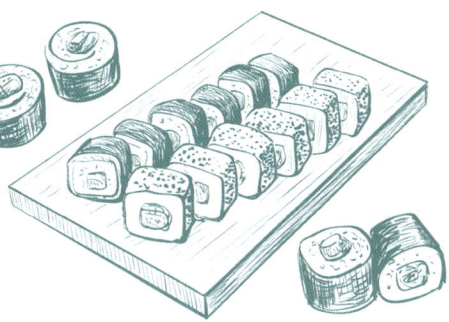

• Bauen Sie in die Ernährung auch Algenprodukte ein, zum Beispiel Sushi mit Algen. Vergessen Sie nicht: Die Schilddrüse ist das größte Jodspeicherorgan in unserem Organismus.

EXTRA-TIPP

So oft Sie Zeit und Geld haben, sollten Sie Sommerurlaub am Meer machen. Dort atmet man viele Jodmoleküle durch Mund und Nase ein. Da freut sich die Schilddrüse und das fördert auch die positive Urlaubsstimmung.

Fremdkörper in der Speiseröhre

• Immer wieder passiert es, dass jemand beim Essen ein größeres Stück in die Speiseröhre bekommt. Das kann einen Erstickungsanfall auslösen. Kinder erleben das mitunter beim Spielen. Jedenfalls muss sofort eine Ärztin oder ein Arzt informiert werden. Man sollte aber auch sofort etwas unternehmen. Wenn Sie zum Beispiel Sauerkraut zu Hause haben, essen Sie davon. Das Sauerkraut umhüllt den Fremdkörper und reißt ihn mit.

• Essen Sie eine Portion Kartoffelpüree, lauwarm oder kalt.

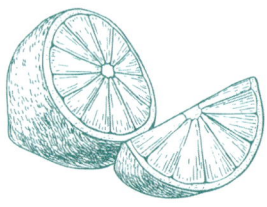

• Schälen Sie eine Biozitrone, schneiden Sie das Fruchtfleisch in kleine Würfel und essen Sie diese der Reihe nach. Handelt es sich um eine Fischgräte, dann wird diese durch die Säure der Zitrone aufgeweicht und nimmt ihren Weg nach unten.

• Kauen Sie ein Stück Vollkornbrot ohne Rinde ganz intensiv und würgen das aufgeweichte Brot – wie in einem Heißhunger – hinunter, sodass die Gräte oder ein anderer Fremdkörper mitgerissen wird.

Heiserkeit

• Braten Sie im Backrohr drei Äpfel, die Sie zuvor mit etwas Honig bepinselt haben. Essen Sie alle drei Äpfel hintereinander. In den Äpfeln entstehen durch die Hitze Enzyme, welche die Selbstheilungskräfte für die Heiserkeit aktivieren.

• Schneiden Sie drei große Zwiebeln in Stücke, geben Sie sie in einen Kochtopf und gießen Sie kochendes Wasser darüber. Dann nehmen Sie die Zwiebelstücke aus dem Topf und schlagen Sie sie in ein Tuch ein. Nun legen Sie dieses um den Hals.

• Verrühren Sie zwei rohe Eier und einen einfachen Cognac. Trinken Sie diese Mischung in winzig kleinen Schlucken.

• Erhitzen Sie einen Viertelliter Frischmilch, geben Sie zwei Esslöffel Waldhonig oder Akazienhonig dazu. Lassen Sie das Ganze etwas abkühlen und trinken es in kleinen Schlucken. Wer allzu leicht zu Ver-

EXTRA-TIPP

Schnelle Hilfe bei Heiserkeit und Halsschmerzen bringt das Kauen frischer Salbeiblätter. Dies können Sie so oft wiederholen wie Sie möchten. Sie können auch ein dünnes Scheibchen Ingwer auskauen, wenn es Ihnen nicht zu scharf ist.

und damit um den Hals gelegt. Darüber kommt ein Wollschal. Man lässt das Ganze so lange einwirken, bis der Kartoffelbrei kalt ist.

• Wenn Sie Gänseschmalz in der Küche vorrätig haben, dann streichen Sie ein wenig davon auf Brust und Rücken.

Belegte Stimme

• Versuchen Sie nicht, gequält zu husten oder sich ständig zu räuspern. Beides ist schädlich für die Stimmbänder. Trinken Sie stilles Mineralwasser in kleinen Schlucken, damit die Mundschleimhäute und Stimmbänder ständig feucht sind. Ideal wäre es, wenn das Wasser Raumtemperatur hätte.

schleimungen der Atemwege neigt, sollte von diesem Rezept Abstand nehmen. Stattdessen warmen Salbeitee mit etwas Zitronensaft und etwas Honig trinken.

• Schneiden Sie eine große Zwiebel in dünne Ringe und legen diese in einen Suppenteller mit lauwarmem Wasser. Nach mindestens zwei Stunden nimmt man die Zwiebel aus dem Wasser, gießt das Zwiebelwasser in eine Tasse und trinkt es. Einen kleinen Rest verwendet man zum Gurgeln. Viele namhafte italienische Opernsänger nutzen dieses Rezept für ihre Stimme.

• Trinken Sie warme Hühnerbrühe, nur die Flüssigkeit. Das Fleisch essen Sie am nächsten Tag.

• Zwei bis drei gekochte Kartoffeln werden geschält und mit einer Gabel zerdrückt. Die warme Masse wird in ein Tuch eingeschlagen

• Verrühren Sie einen Esslöffel Wiesenblütenhonig mit einem Teelöffel frisch gepresstem Saft einer Biozitrone und einer Messerspitze Cayennepfeffer. Trinken Sie das in kleinsten Schlucken.

EXTRA-TIPP

Wenn Sie die Heiserkeit schnell bekämpfen wollen, dürfen Sie ein paar Tage absolut nicht sprechen und schon gar nicht flüstern. Das tut den Stimmbändern gar nicht gut. Schreiben Sie einfach alles auf, was Sie sagen wollen.

Kehlkopfentzündung

• Reiben Sie den Hals mit kaltem Schweineschmalz ein und binden Sie ein Leinentuch darüber. Über Nacht einwirken lassen.

• Kochen Sie ein Kilo Kartoffeln, schälen Sie sie und zerdrücken Sie sie zu einem Brei, den Sie nun auf einem Tuch ausbreiten. Dann um den Hals legen, einen Wollschal darüber binden und so lange einwirken lassen, bis die Kartoffeln kühl werden.

• Gurgeln Sie dreimal täglich sieben Tage lang mit je einer Tasse warmem Salbeitee, den Sie mit einem Teelöffel Weinbrand versetzen.

• Zwei Teelöffel Zwiebelsaft und ein Teelöffel Waldhonig werden vermischt. Diese einfache Mixtur lassen sie dreimal am Tag im Mund zergehen. Den Zwiebelsaft gewinnen Sie, indem Sie die beiden Zwiebelhälften in einer Zitronenpresse oder in einer Apfelreibe verflüssigen.

Halsschmerzen

• Trinken Sie mehrmals am Tag einen Viertelliter Zitronenlimonade, gesüßt mit zwei Esslöffeln Honig.

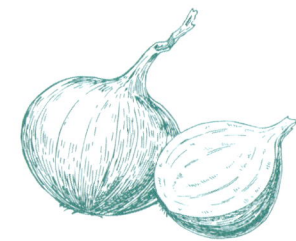

• Verrühren Sie zu gleichen Teilen Honig und frisch gepressten Zwiebelsaft. Davon nehmen Sie mehrmals am Tag einen Teelöffel voll. Lassen Sie das Gemisch langsam auf der Zunge zergehen.

• Trinken Sie mehrmals am Tag eine Tasse Salbeitee, ungesüßt und lauwarm. Mit einem Teil des Tees gurgeln Sie.

• Grillen Sie vier große Zwiebeln in einer Alufolie. Essen Sie ein wenig davon, wickeln den anderen Teil der Zwiebelmasse in ein Tuch und legen Sie die Packung um den Hals. Darüber kommt noch ein zweites, trockenes Tuch. Lassen Sie die Zwiebeln 20 Minuten auf den Hals einwirken.

• Ein besonders originelles Rezept gegen Halsschmerzen und gegen eine Halsentzündung: Ein Kilo frischer Lauch aus dem Supermarkt wird in rohem Zustand in Scheiben geschnitten und in einem Liter Wasser weich gekocht. Das Kochwasser wird weggeschüttet. Der Lauch wird mit einer Gabel zerdrückt und mit Pfeffer kräftig gewürzt. Dieser Brei wird nun in ein Tuch eingeschlagen und um den Hals gewickelt. Darüber kommt ein Wollschal.

• Lassen Sie einen Teelöffel Waldhonig im Mund zergehen. Schlucken Sie ihn aber erst dann, wenn er dünnflüssig geworden ist und die Kehle hinunter rinnt.

• Tragen Sie zimmerwarmen Quark (Topfen) direkt auf den Hals auf und binden ein Leinentuch um. Einwirken lassen, bis der Quark trocken und brüchig wird und eine leicht gelbe Farbe annimmt.

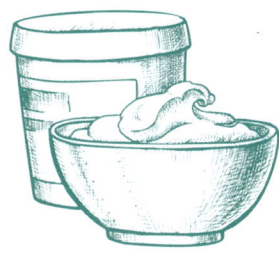

• Wer positiv auf Wärme reagiert, der sollte Zugluft meiden und sollte sich nicht in kalten Räumen aufhalten. Vor allem sollte er ein warmes Tuch um den Hals binden.

• Wer Kälte als Naturarznei nutzt, sollte drei Esslöffel Salz in einem Liter kaltem Wasser verrühren. Da hinein taucht man ein Tuch, wringt es leicht aus und legt es um den Hals. Darüber kommt ein dicker Wollschal. Der kalte Wickel bleibt 30 Minuten. Bis dahin ist das Salzwassertuch warm geworden. Meistens sind die Halsschmerzen bald weg, wenn man den Kältewickel zweimal am Tag anlegt.

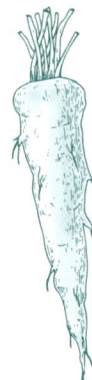

• Reiben Sie einen geschälten Meerrettich (Kren) ganz fein. Davon geben Sie einen halben Teelöffel in eine Tasse, rühren einen Teelöffel Honig dazu und würzen mit drei Gewürznelken. Heißes Wasser aufgießen. Gut umrühren. Durchseihen und trinken.

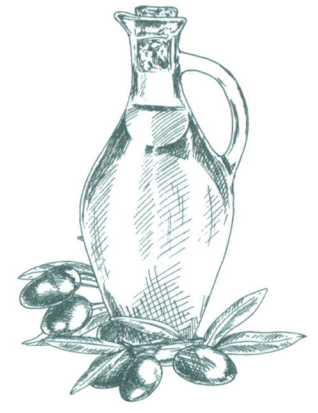

Rachenent-
zündung

• Rachen- und Halsentzündungen beginnen meist durch trockene Raumluft, die die Rachenschleimhäute austrocknet. Das sind ideale Voraussetzungen für Viren und Bakterien. Halten Sie möglichst Ihre Raumluft bei 60% relativer Luftfeuchtigkeit, trinken Sie viel Tee oder lutschen auch zuckerfreie Kräuterbonbons aus dem Supermarkt um Ihre Schleimhäute feucht zu halten.

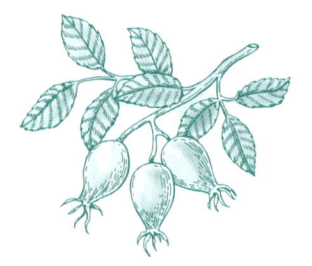

• Gurgeln Sie abwechselnd mit Salbeitee und Pfefferminztee. Trinken Sie reichlich Flüssigkeiten, die reich an Vitamin C sind: selbst gemachte Zitronenlimonade, Hagebuttentee, mit Wasser verdünnten Sanddornsaft oder verdünnten Schwarzen-Johannisbeer-Saft.

• Nehmen Sie einen kleinen Schluck vom kaltgepressten Olivenöl und lassen Sie das hochwertige Öl lange im Mund. Versuchen Sie damit auch ein Stück des Rachens zu erreichen. Sie können das Öl ausspucken oder schlucken.

• Gurgeln Sie einige Tage lang alle zwei bis drei Stunden mit zimmerwarmer Molke und trinken sie ein wenig davon. Das baut die Entzündung ab.

• Wenn Sie schnelle Hilfe gegen Heiserkeit, Hals- und Rachenschmerzen benötigen, so schneiden Sie sich ein dünnes Scheibchen von einer Ingwerwurzel ab und zerkauen dieses. Das bringt rasche Linderung.

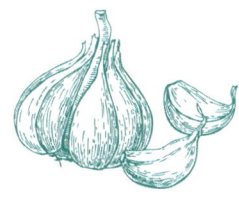

• Ein bewährtes Heilmittel gegen Halsschmerzen ist dieses: Zwei mittelgroße Zwiebeln schälen, in kleine Würfel schneiden, fünf Zehen Knoblauch schälen, kleinhacken und zerdrücken, fünf frische Salbeiblätter und einen kleinen Zweig Rosmarin, alles in ein Einweckglas geben, mit 0,2 Liter Olivenöl und 0,2 Liter Apfelessig aufgießen, umrühren, verschließen und 24 Stunden ziehen lassen. Täglich drei Esslöffel mit den eingelegten Zwiebeln und dem Knoblauch einnehmen und Ihre Beschwerden werden bald verschwinden. Diese Rezeptur empfiehlt sich auch vorbeugend gegen alle Erkältungskrankheiten. Gegen den Knoblauchgeruch aus dem Mund hilft das Kauen von frischer Petersilie oder Pfefferminze.

Mandelentzündung

• Machen Sie um den Hals Umschläge mit Quark (Topfen). Er muss ganz frisch sein und sollte Raumtemperatur haben.

• Schneiden Sie zwei bis drei Zwiebeln in dünne Scheiben, schlagen Sie diese in ein Leinentuch ein und legen das Tuch um den Hals. Mit dem Schwerpunkt hinter den Ohren. So kann der Zwiebelsaft optimal von außen auf die Mandeln einwirken.

• Wenn die Mandeln angeschwollen sind, verständigen Sie sofort die Ärztin oder den Arzt. Fragen Sie, ob es Sinn macht, dass der Patient als Erste Hilfe einen Eiswürfel aus dem Kühlschrank im Mund zergehen lässt.

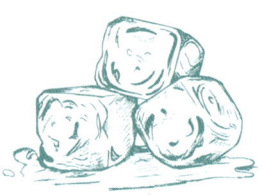

• Mitunter hat man bei Mandelentzündung mehr Erfolg mit Salbeitee. Zwei Teelöffel getrocknete Salbeiteeblätter aus dem Supermarkt werden mit einer Tasse kochendem Wasser überbrüht. Zugedeckt bis zu zehn Minuten ziehen lassen, durchseihen. Mehrmals täglich spülen, gurgeln und etwas davon trinken.

• Wenn Sie Kamillentee zum Spülen und Gurgeln verwenden wollen, dann müssen Sie ihn etwas stärker zubreiten. Ein Esslöffel getrocknete Kamillenblüten werden mit einem Viertelliter kochendem Wasser übergossen. Zugedeckt fünf bis zehn Minuten ziehen lassen. Durchseihen. Mehrmals täglich damit Gurgeln.

• Im Supermarkt und im Reformhaus gibt es auch Kamillentinktur zu kaufen. Man gibt davon zehn Tropfen in ein Glas mit 100 Milliliter lauwarmem Wasser und kann dann damit mehrmals täglich gurgeln und spülen.

9. Wenn die Atemwege Kraft brauchen

Atembeklemmungen

• Träufeln Sie 30 Tropfen rohen, frisch gepressten Zwiebelsaft auf ein Stück Würfelzucker. Lassen Sie den Saft mit dem Zucker langsam auf der Zunge zergehen.

• Bestreichen Sie eine dünne Schnitte Vollkornbrot dick mit mildem Senf. Der Verzehr dieses denkbar einfachen Hausmittels aus meiner Supermarkt-Apotheke löst bei vielen Menschen relativ schnell die unangenehmen Atembeklemmungen.

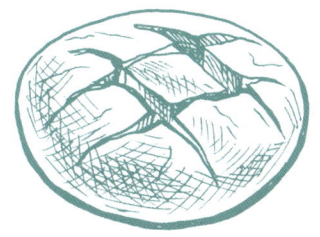

• Wenn Sie Übergewicht haben: Bitte versuchen Sie, Ihr Gewicht zu reduzieren.

• Achten Sie darauf, dass Sie nicht zu schnell atmen und dass Sie durch die Nase ein- und durch den Mund ausatmen. Wenn Sie sich nicht daran halten, schlucken Sie zu viel Luft.

Schwache Atemwege

• Überprüfen Sie regelmäßig die Kraft Ihrer Atemwege, damit Sie rechtzeitig zur Ärztin oder zum Arzt gehen, wenn das Atmen kleinste Probleme macht. Singen Sie laut morgens im Badezimmer, etwa zu einem oder zwei Schlagerliedern aus dem Radio. Blasen Sie einen Luftballon auf. Versuchen Sie aus einem Meter Entfernung eine brennende Kerze auszublasen. Gelingt Ihnen das alles, dann haben Sie starke Atemwege. Gelingt das nicht, sollten Sie sich medizinisch untersuchen lassen.

• Sie sollten einmal die Woche Ihren Atemwegen eine Dampfdusche gönnen: Schneiden Sie einen reifen, süßen Apfel in kleine Stücke, geben diese in einen Kochtopf, gießen zwei Liter Wasser darüber und lassen das Ganze einmal aufkochen. Dann ziehen Sie den Topf vom Herd, lassen das Apfelwasser etwas abkühlen und atmen fünf Minuten lang den aufsteigenden Dampf ein.

Schluckauf

• Stellen Sie sich entspannt hin und halten Sie mit den beiden Zeigefingern die Ohren zu. Jetzt sollte Ihnen jemand ein Glas stilles Mineralwasser zum Mund führen. Sie nehmen ein paar Schluck daraus. Das war es.

• Ein wunderbares Rezept für verliebte Paare: Wer plötzlich im Supermarkt beim Einkaufen Schluck-auf bekommt, der zieht den Partner zu sich heran und bittet: »Küss mich stürmisch!« Das funktioniert tatsächlich. Es muss allerdings der heißgeliebte Partner sein. Das Personal vom Supermarkt – grundsätzlich entgegenkommend und hilfsbereit – steht dafür nicht zur Verfügung.

Husten

• Sie sollten eine Hustenkette vorbereiten. Das geht ganz einfach. Holen Sie aus dem Supermarkt eine Stange Meerrettich (Kren), schälen Sie sie und schneiden sie die ganze Stange in Räder. Bohren Sie nun in jedes Rad genau in der Mitte ein Loch und ziehen durch die Löcher eine Schnur. Das ist Ihre ganz persönliche Hustenkette, die Sie oft verwenden können. Sie entsorgen sie dann, wenn sie ganz trocken ist und nicht mehr scharf riecht. Wenn Sie unter Husten leiden, reiben Sie Hals und Brust mit einer sanften Creme ein und hängen die Meerret-tichkette um den Hals. Jetzt legen Sie sich ins Bett und ziehen die Decke bis zum Kinn zu. Lassen Sie die Meerrettichräder drei Stunden einwirken. Die ätherischen Öle steigen unter der Decke hoch und leiten einen Heilungsprozess ein.

• Schneiden Sie einige geschälte Zwiebeln oder Knoblauchzehen in dünne Scheiben und füllen Sie diese in einen Leinensack. Der wird über Wasserdampf erhitzt. Sobald dieser nicht mehr extrem heiß ist, wird er auf die Brust gelegt. Darüber wickelt man ein trockenes Wolltuch. Die Zwiebel- oder Knoblauchschei-ben müssen ein paar Stunden wirken.

• Bringen Sie einen Viertelliter Milch zum Kochen, tauchen Sie ein Leinentuch ein, wringen es aus und legen es auf die Brust. Dort sollte es 45 Minuten bleiben.

• Wenn Sie im Sommer mit Begeisterung Kirschen essen – aus dem eigenen Garten oder aus der Obstabteilung im Supermarkt –, sollten Sie die Stiele nicht wegwerfen, sondern trocknen und aufheben. Das alte Bauernrezept dazu: Kochen Sie einen Esslöffel voll mit klein gehackten Stielen in einem Viertelliter Wasser, am besten einmal kurz aufkochen lassen, dann zugedeckt zehn Minuten ziehen lassen. Durchseihen, mit etwas Honig süßen, schluckweise trinken.

• Schneiden Sie einen schwarzen Rettich der Länge nach in zwei Hälften. Höhlen Sie beide Hälften mit einem Löffel aus und füllen Sie die Aushöhlung mit Honig. Sie werden pro Füllung einen Esslöffel Honig benötigen. Der Honig und der Rettich vereinigen sich nach vier Stunden

zu einem Brei. Davon nimmt man einige Zeit jeden Tag zweimal einen Esslöffel zu sich. Langsam im Mund zergehen lassen.

• Ein einfaches Rezept, das allerdings für Kinder nicht geeignet ist: Man nimmt abends vor dem Zubettgehen ein Glas zimmerwarmes Bier mit zwei Esslöffeln Honig zu sich. Langsam trinken.

Verschleimte Atemwege

• Schneiden Sie eine Zwiebel in kleine Stücke und geben Sie fingerdick Wiesenblütenhonig darauf. Das Gefäß, in dem Sie diese Mischung zubereiten, muss verschließbar sein. Am besten eignet sich dafür ein Marmeladenglas. Darin muss die Zwiebel-Honig-Mischung 24 Stunden ruhen. Dann hat sich ein süßer Zwiebelsaft gebildet. Davon nehmen Sie mehrmals am Tag einen Teelöffel ein.

EXTRA-TIPP

Die Taschentuchinhalation stärkt und beruhigt die Atemwege. Sie ist vor allem unterwegs sehr praktisch. Sie geben am Morgen, bevor Sie Ihre Wohnung verlassen, zehn Tropfen Thymianöl oder Eukalyptusöl in ein Taschentuch und schnuppern tagsüber immer wieder daran. In diesem Fall ist es besser, wenn Sie ein Textiltaschentuch verwenden und kein Papiertaschentuch.

• Manche schwören darauf: Schälen Sie eine frische Knoblauchzehe und lutschen Sie diese einige Stunden lang. Danach ausspucken.

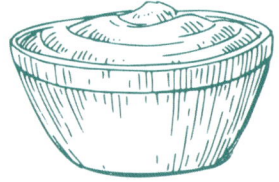

• Kaufen Sie den mildesten Senf und verdünnen Sie ihn 50 zu 50 mit Joghurt. Diesen Brei streichen Sie auf die Brust. Geben Sie ein trockenes Leinentuch darüber. Er sollte 15 bis 20 Minuten einwirken.

• Zwei Esslöffel Waldhonig werden schonend im Wasserdampf erwärmt und flüssig gemacht. Dann rühren Sie zwei Esslöffel frisch geriebenen Meerrettich (Kren) dazu, schlagen das Gemisch in ein Leinentuch ein und legen dieses auf die Brust. Zehn Minuten einwirken lassen.

• Machen Sie einen Viertelliter Frischmilch heiß und kochen Sie darin ein weißes Brötchen (Semmel aus weißem Mehl). Legen Sie den Brei, sobald er nicht mehr zu heiß ist, auf Hals und Brust und lassen ihn 20 Minuten einwirken.

• Trinken Sie viermal am Tag eine Tasse Salbeitee, der ganz speziell zubereitet werden muss. Ein Liter kaltes Wasser wird gemeinsam mit drei gehäuften Esslöffeln getrockneten Salbeiblättern zum Kochen gebracht und sollte dann drei Minuten lang wallend kochen. Danach durchseihen, etwas abkühlen lassen und eine Tasse trinken, den Rest des Tees über den Tag verteilen.

• Bereiten Sie zwei Kilo Pellkartoffeln (gedämpfte Kartoffeln) zu und geben Sie alle in einen Leinensack. Zerdrücken Sie die heißen Kartoffeln und legen Sie den Sack auf die Brust, sobald das Ganze etwas abgekühlt ist. Die Packung sollte mindestens 20 Minuten auf der Brust bleiben.

Bronchitis

• Geben Sie den Inhalt von sechs bis acht Teebeuteln mit Kamillentee in einen Kochtopf und gießen Sie zwei Liter Wasser darüber, lassen Sie das Ganze einmal aufkochen. Dann ziehen Sie den Topf vom Herd und atmen die aufsteigenden Kamillendämpfe ein. Am besten zehn Minuten lang. Machen Sie die Dampfinhalation abends und legen sich danach ins Bett.

• Schneiden Sie rohe Kartoffeln in dünne Scheiben und legen Sie sie auf die Brust. Breiten Sie ein trockenes Leinentuch darüber. Lassen Sie den Saft der Kartoffeln 20 Minuten auf der Brust einwirken. Danach waschen Sie die Brust mit warmem Wasser, dem Sie einen kräftigen Schuss Apfelessig beigegeben haben.

• Pressen Sie drei Biozitronen aus, verrühren Sie den Saft mit drei Teelöffeln Honig. Über Nacht stehen lassen, am nächsten Tag jede Stunde einen Teelöffel davon einnehmen.

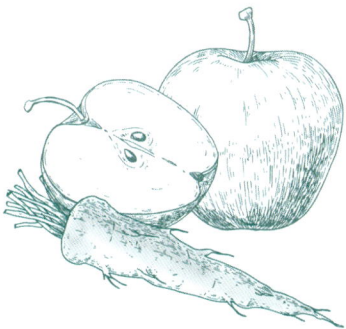

• Hier wieder einmal ein recht ungewöhnliches Rezept aus alter Zeit, das im ländlichen Raum in der Vergangenheit oft von Landärzten empfohlen wurde: Bereiten Sie einen Viertelliter saftiges Apfelmus zu und geben Sie einen Esslöffel frisch geriebenen Meerrettich (Kren) dazu. Gut umrühren. Nehmen Sie davon viermal am Tag jeweils einen Teelöffel.

• Schälen Sie eine große Zwiebel und schneiden Sie diese in Scheiben. Jetzt bauen Sie einen Bronchitis-Turm: Legen Sie in ein Einmachglas abwechselnd eine Zwiebelscheibe, darüber eine dicke Schicht braunen Rohrohrzucker. Dann wieder eine Zwiebelscheibe, eine Schicht Rohrohrzucker und so weiter. Über Nacht bei Zimmertemperatur stehen lassen. Das Glas muss in dieser Zeit verschlossen sein. Von diesem Zwiebelzucker nimmt man dreimal am Tag jeweils einen Teelöffel voll. Langsam im Mund zergehen lassen. Man kann diesen Mix drei Tage im Kühlschrank aufbewahren.

• Trinken sie reichlich Wasser. Zehn große Gläser am Tag. Meiden Sie hingegen Kaffee, Alkohol und koffeinhaltige Getränke. Auch Passivrauchen ist schädlich. Rauchen muss aufgegeben werden.

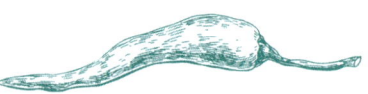

• Verwenden Sie in der Küche Chilischoten und würzen Sie mit Cayennepfeffer. Der scharfe Geschmack macht den Schleim in den Bronchien flüssig und fördert den Abtransport.

• Lassen Sie sich nicht auf Rezepte ein, die Milch enthalten. Milch fördert die Schleimbildung.

• Sehr wirksam ist folgender Tee: Zerstoßen Sie in einem Mörser zwei Teelöffel Anisgewürz und drei Teelöffel Thymian. Übergießen Sie die Gewürze mit einem Liter kochendem Wasser. Acht Minuten zugedeckt ziehen lassen, durchseihen und lauwarm trinken, eventuell mit Honig süßen.

Bronchialasthma

• Mischen Sie auf einem Teller drei Teelöffel frisch geriebenen Meerrettich (Kren) und einen Teelöffel Wiesenblütenhonig. Davon nehmen Sie morgens, mittags und abends je inen Teelöffel.

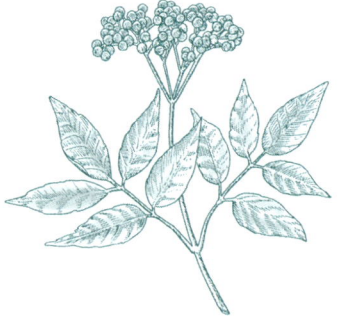

• Trinken Sie mehrmals am Tag ein Glas Holunderbeerensaft, mit Zimmertemperatur oder leicht erwärmt.

• Legen Sie mehrmals am Tag feuchte, warme Tücher auf die Brust und breiten Sie ein trockenes Wolltuch darüber.

• Wenn es zu einem Bronchialasthmaanfall kommen sollte, lassen Sie sich feuchte, sehr warme Tücher um die Arme wickeln. Diese müssen alle zehn Minuten erneuert werden.

• Der Krampf löst sich mitunter ganz schnell, wenn man zwei Teelöffel Apfelessig und einen Teelöffel Honig in einem Glas Wasser verrührt. Man sollte tagsüber zwei solche Gläser trinken, und das eine Woche lang.

Pollenallergie

• Wissenschaftler haben in der rohen Zwiebel das Flavonoid Quercetin entdeckt. Dieser Pflanzenfarbstoff blockiert jene Zellen im menschlichen Körper, die bei allergischen Reaktionen das Gewebshormon Histamin ausschütten. Die Zwiebel ist sozusagen in sanfter Weise ein natürliches Antihistaminikum. Man muss allerdings vorerst herausfinden, ob man eventuell auch gegen die Zwiebel allergisch ist. Auch das kann in seltenen Fällen sein. Ist das nicht der Fall: Bauen Sie regelmäßig rohe Zwiebeln in Ihren Speiseplan ein. Das schützt vor Atemwegsallergieanfällen.

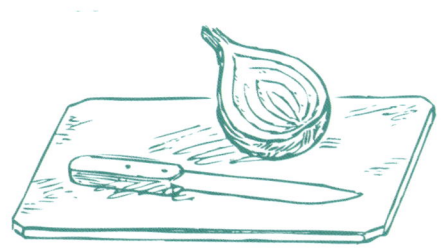

• Testpersonen in den USA, die an Gräserpollenallergie litten, fühlten sich viel besser, wenn sie täglich einen halben Liter Joghurt löffelten. Es hat sich in Untersuchungen herausgestellt: Die Bakterienkulturen im Joghurt haben eine allergielindernde Wirkung. Und: Die Joghurtbakterien verstärken die körpereigene Produktion von Gamma-Interferon. Und diese Substanz macht den Menschen stark im Kampf gegen Allergien. Daher: Löffeln Sie täglich einen Becher Naturjoghurt.

• Auch Trinkkuren mit täglich einem Liter Brennnesseltee – sowohl aus frischen als auch aus getrockneten Brennnesselblättern – bringen merkbare Erfolge. In der Brennnessel befinden sich ebenfalls Stoffe, die das Histamin blockieren.

Lungenentzündung

• Unterstützend zur ärztlichen Therapie legen Sie frischen Quark (Topfen) auf die schmerzenden Stellen an Brust und Rücken. Binden Sie ein Leinentuch darüber. Lassen Sie die Auflage vier bis fünf Stunden einwirken.

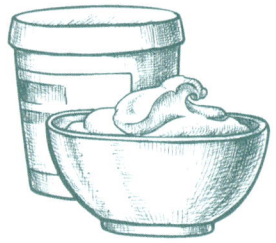

• Achten Sie im Raum des Kranken auf reichlich Luftfeuchtigkeit.

• Sprechen Sie mit Ihrer Ärztin oder mit Ihrem Arzt, ob ein uraltes natürliches Hausmittel Sinn macht: Erhitzen Sie vier Esslöffel Schweineschmalz oder Gänseschmalz, tränken Sie damit einen Leinenlappen, wringen ihn aus und legen ihn – wenn er nicht mehr so heiß ist – auf die Brust. Darüber legen Sie ein trockenes Leinentuch und darauf einen Wollschal. Über Nacht einwirken lassen.

• Manchmal ist es besser, kein Schmalz zu verwenden und nur sehr warme Tücher aufzulegen.

• Bereiten Sie einen Möhrenbrei (Karottenbrei) zu. Pressen Sie gerade so viele Möhren (Karotten), dass Sie einen Achtelliter Saft zur Verfügung haben. Geben Sie diesen Saft in einen kleinen Kochtopf und geben fünf Esslöffel Honig dazu. Diese Mischung lassen Sie zu einem

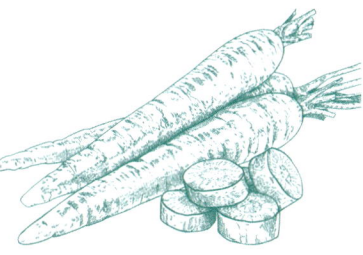

Sirup verkochen. Davon nehmen Sie jeden Tag dreimal einen Esslöffel und lassen die Mixtur langsam im Mund zergehen.

• Essen Sie wenig, trinken Sie reichlich. Und zwar Traubensaft, Himbeersaft, Schwarzen-Johannis-beer-Saft, Brombeersaft, alle mit Wasser verdünnt. Sie brauchen jetzt viel Vitamin C. Dazu verhelfen Ihnen Orangensaft, Hagebuttentee, grüne und rote Paprika-schoten sowie Kiwis.

10. Die Frauenbrust ist sehr sensibel

Verhärtete Mutterbrust

• Bei stillenden oder schwange-
ren Frauen kommt es mitunter zu
Verhärtungen an der Brust. Das war
schon immer so. In früheren Zeiten
haben Hebammen oder Kranken-
schwestern die Brust der werdenden
Mutter sowie der jungen Mutter
sanft morgens und abends mit
bloßen Händen massiert. Heute machen das viele junge Mütter selbst.

• Geben Sie einen Bund frische
Petersilie mit etwas Milch in den
Mixer und reiben Sie mit diesem
Brei beide Brüste ein. Legen Sie
ein trockenes Leinentuch darüber
und lassen Sie den Petersilienbrei
20 Minuten einwirken. Danach mit
Zitronenwasser abwaschen.

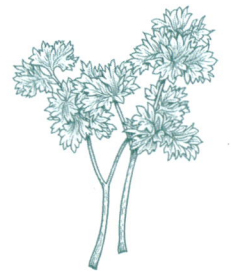

Leichte Brust-schmerzen

• Pressen sie reife, frische Pfirsiche
aus oder kaufen Sie puren Pfirsich-
dicksaft im Supermarkt. Tauchen Sie
ein Leinentuch ein, wringen Sie es
aus und legen es auf die betroffene
Hautstelle. Zehn Minuten einwirken
lassen, dann mit lauwarmem Wasser
wegwaschen.

Zu kleine Brust

• Sie können die Brust nicht
wirklich größer machen. Sie können
sie jedoch festigen und ihr dadurch
optisch mehr Raum geben. Mit
folgender Massagelotion, die Sie
selbst zubereiten können: 30
Gramm Kakaopulver und etwas Wiesenblütenhonig werden zu einem
geschmeidigen Brei vermischt. Den
Brei tragen Sie auf die Brüste auf,
lassen ihn eine Stunde einwirken,
waschen ihn danach mit warmem
Wasser ab. Machen Sie das einmal
die Woche. Eines darf Sie nicht
enttäuschen: Es dauert sehr lange,
bis man ein Ergebnis sieht.

• Es gibt eine chinesische Brustmassage: Legen Sie jeden Morgen vor dem Spiegel die Handflächen auf die Oberseite der beiden Brüste und massieren Sie in kreisenden Bewegungen nach allen Richtungen vom Brustbein über die Unterseite der Brüste nach außen. Alles ganz zart. Auf diese Weise wird das Brustgewebe gestrafft.

• Drei Esslöffel Quark (Topfen) mit einem Eigelb, zwei Esslöffeln Waldhonig sowie mit einem halben Teelöffel frisch gepresstem Zitronensaft vermischen. Diesen festen Brei tragen Sie auf Brust und Dekolleté auf. 20 Minuten einwirken lassen, dann mit warmem Wasser abwaschen.

Schlaffe Brust

• Mischen Sie eine Zeit lang jeden Morgen zwei Esslöffel Natron, zwei Esslöffel Meersalz und den Saft einer halben Biozitrone mit zwei Liter warmem Wasser. Tauchen sie einen Frotteewaschlappen oder einen Luffahandschuh ein, waschen und massieren Sie damit die Brüste.

• Sie werden erstaunt sein, wie schnell diese »Busenmaske« wirkt: Schlagen Sie das Eiweiß von einem Bioei zu Schnee und mischen Sie zwei Esslöffel Honig dazu. Dann geben Sie zwei Esslöffel Vollkornmehl dazu und machen einen relativ festen Brei daraus. Diesen Brei streichen Sie auf die Brüste und lassen ihn dort 20 Minuten einwirken. Dann waschen Sie alles mit warmem Wasser ab.

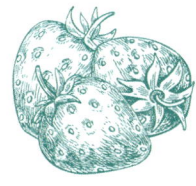

• Gönnen Sie etwaigen schlaffen Brüsten eine Erdbeerauflage: Zerdrücken Sie fünf bis sechs reife, saftige, große Erdbeeren, am besten mit einer Gabel. Machen Sie mit ein paar Tropfen Walnussöl und dem schaumig geschlagenen Eiweiß eines Bioeies einen Brei und tragen ihn auf ein Leinentuch auf. Jetzt wird das Tuch eingeschlagen, auf die Brüste gelegt und leicht angedrückt. Zehn Minuten einwirken lassen. Danach lauwarm abwaschen. Vorsicht: Wer auf Erdbeeren allergisch reagiert, sollte diese Auflage besser vergessen.

Verkrustete Brust

• Durch das Stillen, aber auch durch zu starke Sonneneinstrahlung oder durch minimale Verletzungen kommt es zu einem späteren Zeitpunkt zu einer Krustenbildung auf den Brüsten, vor allem im Bereich der Brustwarzen. Bereiten Sie mehrmals am Tag Pfefferminztee zu, tauchen Sie einen Waschlappen ein und legen Sie ihn auf die betroffene Stelle.

• Schälen Sie eine reife Avocado, zerdrücken Sie das weiche Fruchtfleisch mit einer Gabel und legen diesen Fruchtbrei auf die Brüste und auf das Dekolleté. Eventuell geben Sie fünf Tropfen Walnussöl in die Avocadomasse. Oder einen Teelöffel Schlagsahne (Schlagobers). Lassen Sie die Mixtur 20 Minuten auf der Haut und waschen Sie die betroffene Brust.

EXTRA-TIPP

Die einfachste Art, die weibliche Brust mit Feuchtigkeit zu versorgen: Massieren Sie jede Brust am Morgen mit einer weichen Naturborstenbürste in kreisenden Bewegungen unter einem starken Wasserstrahl der warmen Dusche.

Wunde Brustwarzen

• Das ist oft eine interessante Erste Hilfe für stillende Mütter: Reiben Sie junge, reife, zarte Möhren (Karotten) und drücken den Brei sanft auf die Brustwarzen. Lassen Sie die Kraft der Wurzeln zehn bis 15 Minuten wirken.

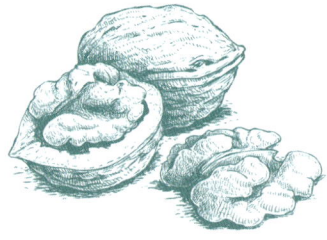

• Einmal in der Woche sollten Sie die Haut der Brüste mit Feuchtigkeit versorgen. Schneiden Sie von einer Biograpefruit ganz dünn die Schale ab und zerhacken sie in kleinste Teilchen. Ein Esslöffel dieser Masse wird mit einem Esslöffel Vollkornmehl und zwei Esslöffeln Sauerrahm vermischt. Mit den bloßen Fingern sanft rund um die Brustwarzen einmassieren. Nicht lange, nur fünf Minuten. Dann abwaschen, abtrocknen und die Haut mit etwas Walnussöl verwöhnen.

Brustdrüsen-entzündung

• Als Unterstützung der ärztlichen Behandlung: Bereiten Sie Kamillentee zu, tauchen Sie ein Leinentuch ein, wringen Sie es aus und legen Sie es auf die Brust. Lassen Sie es liegen, solange Sie es als angenehm empfinden.

• Ein Teelöffel goldgelber Leinsamen wird gemahlen und mit heißem Wasser zu einem dicken Brei verrührt. Tragen Sie ihn ganz dick auf die Brust auf. Binden Sie ein Leinentuch darüber. 15 Minuten einwirken lassen.

• Legen Sie frischen, zimmerwarmen Quark (Topfen) auf die Brust.

• Damit es erst gar nicht zu einer Brustdrüsenentzündung kommt, muss eine stillende Mutter auf Hygiene achten. Sie muss nach jedem Stillen die Brustwarzen mit Wasser reinigen, danach mit einem sterilen Tuch bedecken. Wenn winzig kleine Risse in und um die Brust entstanden sind, müssen sie sofort mit einer entsprechenden Salbe behandelt werden. Die Ärztin oder der Arzt wissen, welche Salbe dafür geeignet ist.

Milchbildungs-probleme

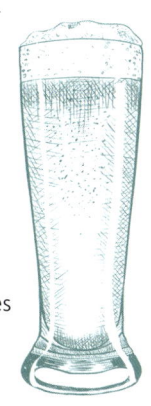

• Wenn eine Frau Probleme bei der Produktion von Muttermilch hat, kann sie mit einem Trick aus der Supermarkt-Apotheke nachhelfen. Trinken Sie 25 Minuten vor dem Stillen ein Glas alkoholfreies Bier. Die Hefe im Bier fördert die Produktion des Hormons Prolaktin. Und das regelt die Milchproduktion.

• Trinken Sie jeden Tag vier Tassen Fencheltee. Dieser Tee kurbelt die Milchbildung an, weil er pflanzliche Östrogene enthält. Der Fencheltee mit seiner natürlichen Süße schmeckt der stillenden Mutter und dem Kind. Zerstoßen Sie einen gehäuften Teelöffel Fenchelsamen und geben ihn in eine Kräuterteetasse. Gießen Sie kochendes Wasser auf und lassen Sie nun den Tee zugedeckt acht Minuten ziehen. Dann durchseihen und warm trinken. Fencheltee muss jedes Mal frisch zubereitet werden. Sonst verfehlt er seine Wirkung. Meiden Sie Salbeitee und Pfefferminztee. Die beiden stören die Milchproduktion.

• Folgende Naturprodukte fördern die Muttermilchproduktion: ganz wenig Rindfleisch, Mandeln und getrocknete Aprikosen (Marillen).

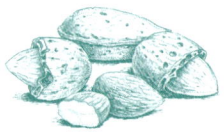

• Kauen Sie tagsüber öfter ein paar Fenchelkörner.

• Bereiten Sie einen speziellen Naturcocktail zu: Drei Esslöffel Vollwertgerste werden mit einem halben Liter Milch so lange gekocht, bis ein musartiger Brei entsteht. Essen Sie so eine Portion einige Zeit vor dem Zubettgehen.

Juckreiz in den Brüsten

• Während der Stillzeit kommt es bei sehr jungen Müttern mitunter zu einem lästigen Juckreiz in den Brüsten. Oft genügt es, die betroffenen Stellen mit Weizenkeimöl einzureiben. Dieses ist reich an Vitamin E. Kaufen Sie das Weizenkeimöl immer in kleinen Flaschen, denn es verdirbt schnell und wird ranzig.

EXTRA-TIPP

Eine stillende Frau sollte jeden Tag an die frische Luft gehen und die Sonne genießen, damit ihr Organismus das lebenswichtige Vitamin D erzeugt. Langes Sitzen und der Einfluss von künstlichem Licht stören die Milchbildung.

11. Das Herz darf keine Pause machen

Herzjagen

• Wenn Sie von Ihrer Ärztin oder Ihrem Arzt wissen, dass keine Krankheit dahinter steckt: Nehmen Sie täglich eine Messerspitze gemahlene Anissamen zu sich und lassen Sie das Anispulver langsam im Mund zergehen.

• Meiden Sie Alkohol und Nikotin. Achten Sie darauf, dass Sie nicht unfreiwillig zum Passivraucher werden.

• Spritzen Sie sich kaltes, prickelndes Mineralwasser ins Gesicht. Dieser kleine Kälteschock genügt mitunter, um wieder den normalen Herzrhythmus einzuleiten. Sie sollten auch ein paar Schluck vom kalten Mineralwasser nehmen.

• Beobachten Sie genau, ob Sie das Herzjagen beim Naschen einer ganz bestimmten Schokolade bekommen. Wenn ja, dann bitte sofort die Ärztin oder den Arzt informieren.

• Essen Sie nicht zu große Portionen zu den Mahlzeiten.

Verstärktes Herzklopfen

• Bevorzugen Sie Nahrung, die reich am Mineralstoff Magnesium ist: Hülsenfrüchte, Vollkornprodukte, grünes Blattgemüse, je dunkelgrüner, desto besser.

• Meiden Sie Stress. Das Herzklopfen warnt bereits.

• Tauchen Sie beide Hände für 30 Sekunden in kaltes Wasser.

• Nehmen sie ein beruhigendes und entspannendes Wannenbad. 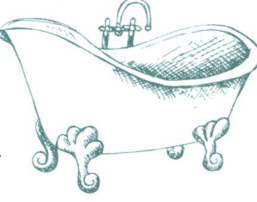 20 bis 25 Melissenteesäckchen werden in die Wanne gelegt und werden vom einlaufenden heißen Badewasser überbrüht. 15 Minuten ziehen lassen. Sobald das Badewasser eine angenehme Temperatur hat, in die Wanne steigen und 20 Minuten baden. Danach im kuscheligen Bademantel zum weiteren Entspannen im Bett liegen.

• Wenn Sie Mineralwasser trinken, dann entscheiden Sie sich für eines, das interessante Mengen vom Mineralstoff Magnesium enthält.

• Zerstoßen Sie drei Gewürznelken und nehmen Sie das Gewürzpulver mit ein paar Esslöffeln selbst gemachter Zitronenlimonade ein.

Nervöse Herzbeschwerden

• Alle Herzbeschwerden gehören in ärztliche Behandlung. Die Supermarkt-Apotheke kann nur unterstützende Maßnahmen anbieten. Zum Beispiel: Trinken Sie, sobald Sie sich nicht wohl fühlen, ein Glas stilles Mineralwasser mit dem Saft einer halben frisch gepressten Biozitrone.

• Zwei Säckchen Pfefferminztee werden mit einem Viertelliter heißer Frischmilch übergossen, acht Minuten zugedeckt ziehen lassen, durchseihen. Die Milch sollte extrem langsam in kleinen Schlucken getrunken werden.

• Reiben Sie dreimal die Woche nach dem Duschen am Morgen mit bloßen Händen die Fußsohlen und die ganzen Füße mit einer guten Fußcreme ein. Das tut dem Kreislauf und dem Herzen gut.

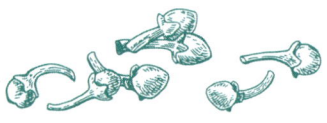

• Dieses Herzstärkungsrezept stammt aus dem ländlichen Raum: Eine große Zwiebel schälen und auf einer Apfelreibe so lange reiben, bis ein Zwiebelsaft entsteht, der mit etwas Honig gemischt wird. Davon nimmt man fürs Herz zweimal täglich ein bis zwei Esslöffel zu sich.

So bleibt das Herz gesund

• Liefern Sie Ihrem Herz regelmäßig und oft Feldsalat (Vogerlsalat). Er hat dunkelgrüne Blätter. Das bedeutet: Er enthält große Mengen vom Farbstoff Chlorophyll. Das Kernatom des Chlorophyllmoleküls ist Magnesium, eines der wichtigsten Mineralien für das Herz. Beliebt und gesundheitsfördernd als Salat, gemischt mit gedämpften Kartoffeln. Wissenschaftler der Biochemie empfehlen: Man kräftigt das Herz und beugt Herzschäden vor, wenn man gewaschene Feldsalatblätter bei sich hat und tagsüber davon immer eines kaut und isst. Das ist eine Herzarznei vom Acker.

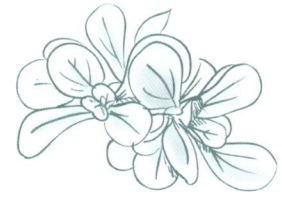

• Meiden Sie fettreiche Kost. Sie fördert die Ablagerungen an den Innenwänden der Blutgefäße.

• Damit das Herz gesund bleiben kann, braucht es auch den Mineralstoff Kalium. Damit können Kreislaufbeschwerden verhindert werden. Kalium enthalten in besonders interessanten Mengen Avocados, Spinat, Bananen, Brokkoli, Sellerie, Pellkartoffeln, alle Kohlsorten, Wurzelgemüse, Grüngemüse, Hülsenfrüchte und Spargel.

• Ebenso wichtig für die Gesundheit des Herzens ist das Vitamin C. Es kann verhindern, dass es zu einer Gefäßschwäche kommt. Essen Sie rote und gelbe Paprikaschoten, Orangen, Mandarinen, Kiwis, alle Arten von Beeren, Weintrauben und Acerolakirschen.

• Unser Herz braucht Omega-3-Fettsäuren. Wie wichtig diese Fettsäuren für den Menschen sind, beweist die Tatsache, dass sie dem Baby mit der Muttermilch verabreicht werden. Ein Erwachsener muss Omega 3 über die Nahrung aufnehmen. Es ist daher wichtig zu wissen, in welchen Naturprodukten es enthalten ist. An erster Stelle kommen in der Supermarkt-Apotheke die Meeresfische Lachs, Hering und Makrele sowie der heimische Teichfisch Saibling. Es gibt aber auch pflanzliches Omega 3, wie zum Beispiel im Leinöl. Warum haben Makrele, Lachs und Hering so viel Omega 3? Ganz einfach: Diese drei Fischarten leben ganz tief im Meer, wo es sehr kalt ist. Die Omega-3-Fettsäuren bieten ihnen Wärme, die sie am Leben erhält.

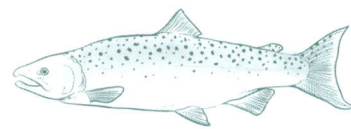

Herzprävention

• Bewegen Sie sich täglich ein bis zwei Stunden. Am besten an der frischen Luft.

• Genießen Sie täglich eine Banane: Als vollkommen gesunder Mensch essen Sie eine reife Frucht. Diabetiker sollten aufgrund ihrer Stoffwechselstörung eine noch nicht ganz reife Banane mit grünen Stellen essen, da diese weniger Fruchtzucker enthält. Die Banane liefert den Mineralstoff Kalium fürs Herz.

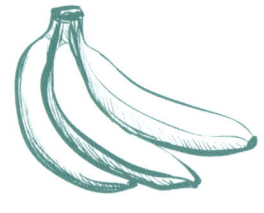

• Nutzen Sie die Spargelzeit mit täglich einer Hauptmahlzeit.

• Nehmen Sie einige Zeit wie bei einer Kur jeden Tag einen Teelöffel Wiesenblütenhonig in den Mund und lassen ihn auf der Zunge zergehen. Das stärkt das Herz auf natürliche Weise.

• Verzehren Sie reichlich Knoblauch, etwa drei geschälte Zehen pro Tag. Wissenschaftliche Studien haben ergeben, dass Menschen, die in jungen und mittleren Jahren reichlich Knoblauch konsumierten, im Alter um 40 Prozent jüngere Blutgefäße und ein gesünderes Herz hatten.

• Eine Studie der weltberühmten amerikanischen Harvard-Universität in Boston hat nachgewiesen: Wer ab 40 jeden Tag fünf Walnüsse verzehrt, hat einen 45 prozentigen Schutz vor Herz-Kreislauf-Erkrankungen.

• Der österreichische Arzt Dr. Winfried Wagner hat schon vor Jahren nachgewiesen: Knoblauch kann die Blutdruckwerte sowie die Cholesterinwerte erheblich senken. Man muss den Knoblauch allerdings regelmäßig, am besten mehrmals in der Woche, essen.

• Ebenso gut fürs Herz: Kauen Sie pro Tag einen Esslöffel grünschalige Kürbiskerne.

Alte Rezepte fürs Herz

• 30 Gramm Spargel werden mit einem halben Liter kaltem Wasser angesetzt. Zehn Stunden stehen lassen, dann durchseihen, einen Viertelliter warmes Wasser mit einem Esslöffel Honig dazu geben. Gut mischen und davon alle zwei Stunden einen Esslöffel einnehmen.

• Trinken Sie wenig Obstsäfte, dafür reichlich mit Wasser verdünnte Gemüsesäfte.

• Meiden Sie blähende Speisen. Diese können das alternde Herz belasten.

• Bei Übergewicht bitte abnehmen.

• Essen Sie ein paar Tage jeden Vormittag einen Viertelliter Kompott aus Süßkirschen oder Sauerkirschen. Oder trinken Sie ein Glas Kirschsaft.

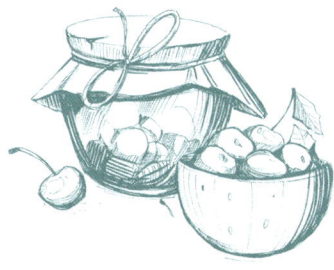

• Kauen Sie Trockenfrüchte, und zwar ungeschwefelte Aprikosen

EXTRA-TIPP

So kann man den Kreislauf in Schwung bringen und damit das Herz bei seiner Arbeit unterstützen: Tauchen Sie ein Paar Baumwollsocken in eine warme Mineralsalzlösung. Dazu verrühren Sie 40 Gramm Meersalz in einem Liter warmem Wasser. Jetzt werden die Socken ausgewrungen. Nun zieht man sie an, zieht Wollsocken darüber und legt sich für 30 Minuten ins Bett.

(Marillen). Sie liefern den Mineralstoff Kalium, wichtig für das Herz.

• Genießen Sie in der heißen Jahreszeit Wassermelonen, Zuckermelonen und Honigmelonen. Damit wird das Herz entlastet.

12. Schultern, Bauch & Rücken haben ihre Tücken

Schulterschmerzen

• Nutzen Sie die Kirschenzeit. Konsumieren Sie jeden Tag eine Handvoll reifer dunkler Kirschen. Der rote Anthocyanfarbstoff aus der Kirsche hemmt die schmerzenden Entzündungen.

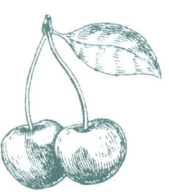

• Massieren Sie schmerzende Stellen mit kaltgepresstem Olivenöl.

• Sitzt der Schmerz im Schultergelenk, dann geben Sie beim Essen folgenden Naturprodukten den Vorzug: Mais, Soja, Zwiebeln, Oliven, Knoblauch, Hülsenfrüchte und einige Zeit kein Fleisch. Der Antischmerzeffekt wird durch Gewebshormone erzielt, die in diesen Produkten präsent sind. Außerdem liefern sie uns Vitamin E. Das Spurenelement Selen im Spargel sollte man als Schmerzkiller nutzen.

• Bei Schulterschmerzen sollte man gezielt Vitamin C zuführen; es hemmt den Schmerz, vor allem in Zusammenarbeit mit Enzymen. Ideal: frisches Obst, besonders Papaya und Ananas.

• Der geeignete Sport: Schwimmen. Und zwar abwechselnd Brustschwimmen und Rückenschwimmen.

Steife Schulter

• Wenn beim Telefonieren mit dem Handy die belastete Schulter steif wird, können Sie sofort etwas dagegen tun. Eine kurze Massage kann Wunder wirken. Legen Sie die Finger der linken Hand auf die rechte Seite des Nackens, genau unterhalb vom rechten Ohr. Streichen Sie jetzt die Nackenmuskeln entlang nach unten bis zum Schlüsselbein. Machen Sie das mehrmals und wechseln Sie dabei immer wieder die Seiten. Verwenden Sie dabei Olivenöl als Massageöl.

• Vorsicht: Strecken Sie beim Einkauf im Supermarkt vor einem Regal die Schultern und Arme nicht zu hoch empor. Dabei kann man sich eine steife Schulter holen. Bitten Sie besser die Betreuerinnen oder Betreuer der Regale, dass sie Ihnen behilflich sind. Das machen die gern.

Rückenschmerzen

• Essen Sie frische Ananas, sogenannte Flugananas, die reif geerntet wurden und per Flugzeug zu uns kommen. Die anderen Früchte wurden unreif gepflückt und reifen auf der Fahrt per Schiff. Sie haben weit weniger Vitalstoffe. Der Hauptwirkstoff der Ananas ist das Bromelain. Dieser kann Rückenschmerzen hemmen.

• Legen Sie einen Senfwickel an. Der Wirkstoff Capsaicin im Senf überstrahlt die Schmerzen. Und so wird der Wickel durchgeführt: Je zwei Teile Mehl und Wasser werden mit einem Teil Senf verrührt, damit ein dicker Brei entsteht. Dieser Brei wird in ein Leinentuch eingewickelt und als flaches Paket auf die schmerzende Stelle gelegt. Tragen Sie diesen Wickel selten auf und nehmen ihn bitte sofort ab, wenn Sie sich damit nicht wohl fühlen. Manche Menschen vertragen den Wickel nicht, weil das Capsaicin die Schmerzstelle reizen kann.

• Sehr hilfreich: die Getreidepackung. Ein Kilo Weizen so lange in Wasser kochen, bis die Körner weich sind. Dann werden die Weizenkörner in einen kleinen Leinensack gefüllt. Legen Sie den Sack mit den sehr warmen Körnern auf die schmerzende Rückenstelle. Lassen Sie ihn etwa 30 Minuten einwirken.

EXTRA-TIPP

Wenn Sie am Morgen mit Rücken-schmerzen aufwachen, sollten Sie sofort eine einfache Gymnastikübung durchführen: Bleiben Sie im Bett liegen und strecken die Arme über den Kopf. Jetzt ziehen Sie jeweils ein Knie zur Brust hoch und strecken es wieder zurück. Machen Sie das mehrmals.

Hexenschuss

• Erhitzen Sie fünf Handvoll Dinkel-körner und füllen Sie diese in einen Baumwollsack. Diesen Sack legen Sie auf eine Turnmatte, und zwar so, dass der Sack genau im Kreuz liegt und von dort seine Wärme ab-gibt. 25 Minuten einwirken lassen. Sie können auch anstatt des Din-kelkissens einen heißen Topfdeckel verwenden, den Sie in ein Baum-wolltuch einschlagen. In beiden Fällen muss ein trockenes Wolltuch darüber ausgebreitet werden. Man muss natürlich wissen: Der Topfdeckel ist bei Weitem unbeque-mer als das Dinkelkissen. Ist die heiße Unterlage nur mehr lauwarm, dann sofort eine neue vorbereiten.

• Reiben Sie die schmerzende Stelle mit Weizenkeimöl ein.

• Rühren Sie Heilerde mit heißem Wasser zu einem Brei, streichen Sie die Masse auf die schmerzenden Stellen. Binden Sie ein trockenes, warmes Tuch darüber. Über Nacht einwirken lassen.

• Auch ein heißes Wannenbad hilft Ihnen, die verspannte Rückenmus-kulatur wieder zu lockern. 15 Minu-ten in ca. 40 Grad warmem Wasser mit etwas Fichtennadelöl können kleine Wunder bewirken.

• Sollten im Supermarkt als Sonder-angebot Wärmflaschen angeboten werden, greifen Sie zu. Eine Wärm-flasche wird Ihnen oft gute Dienste leisten. Im vorliegenden Fall kann man besonders praktisch die mit sehr warmem Wasser gefüllte Wärm-flasche ins Kreuz legen. Man sitzt beim Fernsehen in einem bequemen Polstersessel und schiebt sich ganz einfach die Wärmflasche ins Kreuz.

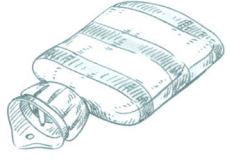

• Eine gute Erste Hilfe: Wenn Sie vom Hexenschuss geplagt werden, dann essen Sie zwei reife, süße Bananen. Die Früchte leiten eine Linderung des Schmerzes ein.

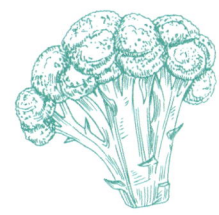

EXTRA-TIPP

Wenn Sie eine starke Naturarznei gegen den Hexenschuss und allgemein gegen Rückenschmerzen benötigen, dann holen Sie aus der Apotheke den hochdosierten Wirkstoff Harpagosid aus der Heilpflanze Teufelskralle. Eine Studie hat ergeben: Man kann die Teufelskralle über einen langen Zeitraum ohne Nebenwirkungen einsetzen. Die ersten Erfolge gibt es nach zwei Monaten.

• Passen Sie Ihre Ernährung einige Zeit den Schmerzen an. Essen Sie Spinat, Brokkoli und alle anderen dunkelgrünen Gemüsesorten, aber auch Kartoffeln, Tomaten und Sojaprodukte. Sie alle versorgen uns mit den Mineralstoffen Magnesium und Kalium. Das sind optimale Helfer gegen Hexenschuss. Entzündungshemmend wirken Oliven, Hülsenfrüchte, Avocados, Nüsse, Olivenöl und Walnussöl.

• Während einer akuten Hexenschussattacke sollten Sie sich nicht untätig ins Bett legen. Bewegen Sie sich, auch wenn es Schmerzen bereitet. Gehen Sie zum Beispiel etwas spazieren oder verrichten Sie leichte Tätigkeiten. Dabei sollten Sie aber keine schweren Dinge heben oder tragen und ruckartige Bewegungen vermeiden. Vor dem Computer zu sitzen ist hierbei streng verboten.

• Um dem Hexenschuss vorzubeugen, empfiehlt es sich regelmäßig zu Walken und mithilfe der Walkingstöcke den aufrechten Gang zu trainieren, um so die Rückenmuskulatur zu stabilisieren.

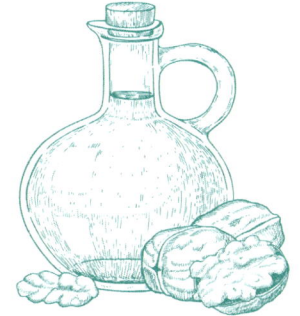

Ischias

• Essen Sie eine Zeit lang jeden Tag vier bis sechs Esslöffel Holunderbeerenkompott. Das war früher ein Bauernrezept.

• Setzen Sie sich entspannt auf einen Stuhl und drücken einen Daumen ganz fest in die Fußsohle, direkt beim Fersenballen. Danach massieren Sie die innere Fersenkante an beiden Füßen. Das ist eine Erste-Hilfe-Aktion, wenn der Ischias plötzlich auftritt.

• Wippen Sie auf den Zehenspitzen mindestens 30-mal auf und ab.

• Kaufen Sie im Supermarkt fünf bis sechs kleine, handliche Kissen. Legen Sie sich mit dem Bauch nach unten auf eine niedrige Tischplatte und schieben Sie nach und nach ein Kissen nach dem anderen unter den Bauch, damit Ihr Gesäß zum höchsten Punkt des Körpers wird.

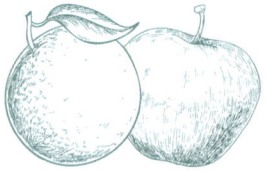

• Wer öfter an Ischiasattacken leidet, sollte reichlich Vitamin C aufnehmen und daher viel frisches Obst konsumieren. Vitamin C hilft gegen Entzündungnen und wirkt schmerzlindernd.

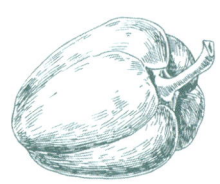

• Setzen Sie gegen den Ischias ganz bestimmte Nahrungsmittel ein. Man kann den Entzündungsschmerz über das Essen lindern: mit Oliven, Bohnen, mit Mais, Keimen und Sojaprodukten. Die Wirkung ist auf sogenannte Prostaglandinhormone und andere Gewebshormone zurückzuführen. Bauen Sie Peperoni, Paprika und Pfeffer in die Mahlzeiten ein. Sie liefern uns den Wirkstoff Capsaicin, der Schmerzen lindern kann. Fördern Sie die Durchblutung im ganzen Körper: mit Knoblauch, Lauch, mit Zwiebeln, Bärlauch und Schnittlauch. Auch sie wirken entzündungshemmend und spenden wohltuende Wärme.

Wirbelsäulenbeschwerden

• Stellen Sie Ihre Ernährung komplett auf Vollkornprodukte um. Gehen Sie den Weißmehlprodukten aus dem Weg.

• Widmen Sie sich beim Freizeitsport dem Rückenschwimmen. Das bringt Erleichterung für die gesamte Wirbelsäule.

• Auch regelmäßige Massagen bringen Erfolg.

• Trinken Sie jeden Tag zwei Flaschen Mineralwasser mit Magnesium. Die Bandscheiben brauchen viel Flüssigkeit. Sie trocknen sonst aus, altern schneller. Sie können das selbst testen: Wenn Sie am Morgen nach dem Aufstehen die Körpergröße messen, sind die Bandscheiben von der Nachtruhe entspannt und mit Flüssigkeit angereichert. Abends vor dem Zubettgehen sind sie trocken. Die Folge: Als Wirbelsäulenpatient sind Sie ein paar Zentimeter kleiner.

• Nehmen Sie Nahrung zu sich, die Vitamin E liefert: Erdnüsse, Sonnenblumenöl, Mandeln, Walnüsse, Butter, Vollkorn-

getreide, Eier. Wenn Sie Sport treiben, brauchen Sie besonders viel Vitamin E.

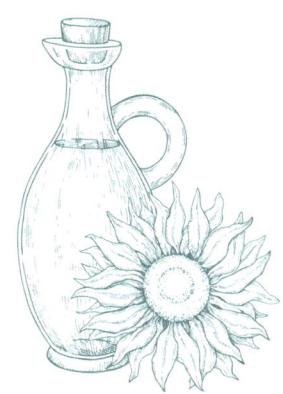

Bandscheibenbeschwerden

• Kommen die Beschwerden gezielt – vom Facharzt festgestellt – von zwei, drei Bandscheiben, dann macht es Sinn, dass Sie regelmäßig reichlich frische Weizenkeime konsumieren. Außerdem sollten Sie für all Ihre Salate ausschließlich Weizenkeimöl verwenden.

• Lassen Sie sich entlang der Wirbelsäule mit etwas Weizenkeimöl massieren. Auch Olivenöl kann die Beschwerden lindern.

Sehnenscheiden-
entzündung

• Verrühren Sie etwas zimmerwarmen Quark (Topfen) mit Joghurt zu einem Brei und tragen Sie diesen auf die schmerzende Stelle auf. Geben Sie ein feuchtes Tuch darüber und dann noch ein trockenes Wolltuch.

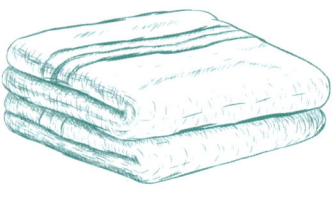

• Lassen Sie sich die Lebensmittel, die Sie im Supermarkt gekauft haben, zu sich nach Hause bringen, zumindest eine Zeit lang. Denn: Sie dürfen nicht schwer tragen.

• Tränken Sie ein Leinentuch in Weizenkeimöl. Legen sie das Tuch auf die schmerzende Stelle und binden Sie ein trockenes Tuch darüber.

• Wenn es Ihnen gut tut, tauchen sie den betroffenen Arm öfter in kaltes Wasser aus der Leitung. Es darf dabei ein leichter Kälteschmerz entstehen. So ein Armbad darf bloß einige Sekunden dauern.

EXTRA-TIPP

Sehr hilfreich sind bei der Sehnenscheidenentzündung und damit auch beim Tennisarm regelmäßige Bestrahlungen mit einer Infrarotlichtlampe. Jeweils 15 Minuten aus einer Entfernung von 30 Zentimetern.

Sodbrennen

• Trinken Sie ein Glas kaltes Wasser. Das drängt die in der Speiseröhre hochsteigende Säure in den Magen zurück.

• Mischen Sie zu gleichen Teilen die Gewürze Anis und Zimt. Zerstoßen Sie beide in einem Mörser. Von jedem Gewürz geben Sie einen Teelöffel in eine Kräuterteetasse, gießen mit kochendem Wasser auf und lassen den Tee acht Minuten zugedeckt ziehen. Dann durchseihen und lauwarm trinken.

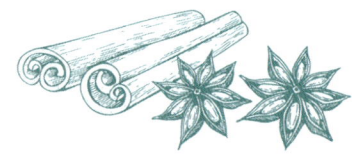

• Meiden Sie das alte Hausmittel Milch. Bei vielen Betroffenen wird die Säurebildung sogar verstärkt.

• Trinken Sie nur stilles Mineralwasser. Kohlensäure fördert das Sodbrennen.

• Trinken Sie Gemüsesäfte von der Gurke, von der Karotte (Möhre), von der Roten Bete (Roten Rübe) oder vom Rettich. Sie können diese Gemüsearten auch roh knabbern.

• Auch zuckerfreier Kaugummi hilft.

• Essen Sie eine lauwarme Pellkartoffel, das neutralisiert die Magensäure.

• Kauen Sie ein halbes altbackenes Brötchen (Semmel) ohne etwas dazu. Es kann auch ein Stück Weißbrot sein.

• Genießen Sie eine Banane.

• Kauen Sie vier Walnüsse.

• Lösen Sie einen Teelöffel Backnatron in einem großen Glas Wasser auf. Trinken Sie langsam in kleinen Schlucken.

• Trinken Sie nach der Mahlzeit ein Schnapsglas voll rohem Kartoffelsaft.

Aufstoßen, Rülpsen

• Raffeln Sie einen Apfel auf einer Glasreibe und essen Sie die ganze Portion.

• Kauen Sie mit geschlossenem Mund, essen Sie langsam. Dadurch schlucken Sie wenig Luft.

• Meiden Sie heiße Getränke.

• Hier das Rezept für einen Tee gegen Aufstoßen und Rülpsen: Mischen Sie zu gleichen Teilen die Samenkörner Kümmel, Anis und Fenchel. Geben Sie einen gehäuften Teelöffel davon in eine Kräuterteetasse und gießen Sie kochendes Wasser darüber. Zehn Minuten zugedeckt ziehen lassen. Jetzt durchseihen und lauwarm und ungesüßt trinken.

EXTRA-TIPP

Schuld am ständigen Aufstoßen ist nicht bloß ein falsches Essverhalten oder das, was wir trinken. Es gibt auch andere Ursachen: eine schlecht passende Zahnprothese oder ein heftiger Schnupfen mit total verstopfter Nase. Daher ab damit zur Ärztin oder zum Arzt.

• Verzichten Sie einige Tage auf Milch und Milchprodukte. Und informieren Sie Ihre Ärztin oder Ihren Arzt, was sich bei Ihnen verändert hat. Wer in der Regel täglich nur einen Joghurt konsumiert, der wird damit keine Probleme haben.

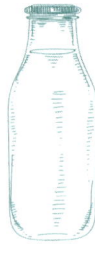

• Sehr wirksam bei Aufstoßen und Rülpsen ist ein weiterer Tee: Raffeln Sie eine frische, geschälte Ingwerwurzel ganz fein und geben Sie davon einen Teelöffel in eine Tasse. Gießen Sie kochendes Wasser darüber und lassen Sie die Ingwerwurzelteilchen acht Minuten zugedeckt ziehen. Langsam lauwarm trinken.

Blähungen

• Trinken Sie zwei Tassen Salbeitee, ungesüßt.

• Mischen Sie zwei Liter heißes Wasser mit einem Liter Apfelessig. Tauchen Sie ein Leinentuch ein,

wringen Sie es aus und legen Sie es auf den Bauch. Sobald es nur mehr lauwarm ist, legen Sie ein neues heißes Tuch auf.

• Das ist ein aufwendiges Rezept für einen Spezialwein gegen Blähungen: Zwei Esslöffel Dillsamen werden in einem Viertelliter Weißwein aufgekocht. Dann abkühlen lassen, durchseihen und bei Blähungen ein Schnapsglas davon trinken.

• Trinken Sie eine Tasse Fencheltee oder Kümmeltee.

• Langsam essen und gut kauen.

• Man kann mit speziellen Obstsorten Blähungen vorbeugen, weil sie eine schnelle Darmpassage durchführen: Kiwis, Beeren, Melonen, Kirschen, Pflaumen, Grapefruits, Trauben, Äpfel. Beim Gemüse sind es die Tomaten (Paradeiser).

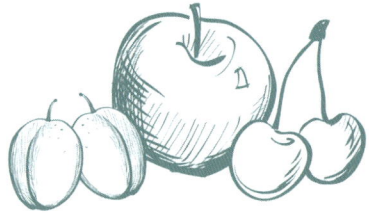

Es ist für die Darmflora – für die Welt der positiven, schützenden Darmbakterien – von großer Bedeutung, dass wir unterstützend eingreifen. Es ist wichtig, dass wir jeden Tag einen Becher Naturjoghurt konsumieren. Das ist auch gleichzeitig eine gute Vorbeugung gegen Blähungen. Eine gesunde Darmflora kann das verhindern.

• Meiden Sie blähende Speisen: Zum Beispiel Hülsenfrüchte wie Bohnen und Linsen. Oder Kohlgemüse und frisches, warmes Brot. Wenn Sie Kohl zwei Tage vor der Zubereitung in den Tiefkühlschrank legen, dann wird er viel besser verträglich.

Übelkeit

• Trinken Sie eine Tasse lauwarmen Schwarztee oder ein Glas abgestandenes Cola, in dem sich fast keine Kohlensäure mehr befindet.

• Beißen Sie kräftig in einen weichen Apfel. Bitte nicht aufessen. Führen Sie den angebissenen Apfel zur Nase und riechen daran. Atmen Sie den Apfelduft intensiv ein.

• Trinken Sie ein Glas eiskaltes stilles Mineralwasser in kleinen Schlucken.

• Geben Sie einen einzigen Tropfen Pfefferminzöl auf die Zunge.

• Lassen Sie ein Stück Traubenzucker im Mund zergehen.

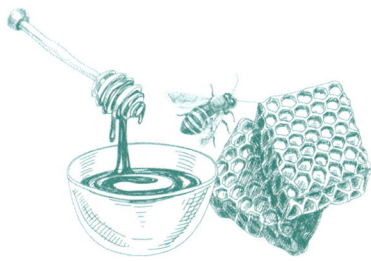

• Nehmen Sie einen Teelöffel Honig in den Mund.

• Lutschen Sie ein Fruchteis am Stiel.

• Sehr beliebt ist folgendes Rezept gegen Übelkeit im ländlichen Raum: Erhitzen Sie in einem Kochtopf sechs Esslöffel Kristallzucker mit drei Esslöffeln Wasser, etwa bei mittlerer Hitze. Sie müssen ununterbrochen umrühren. So wird aus Zucker und Wasser ein brauner Sirup, den man abkühlen lässt. Davon lässt man bei Übelkeit einen Esslöffel im Mund zergehen. Bei Diabetes ist das Rezept ungeeignet.

Reiseübelkeit

• Essen Sie vor Antritt der Reise so wenig wie möglich.

• Kauen Sie ein kleines Stück geschälte Ingwerwurzel.

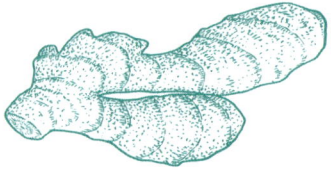

• Knabbern Sie ein paar frische Petersilienblätter aus einem Petersilientopf, den Sie im Supermarkt kaufen können.

• Trinken Sie ein Glas Aprikosensaft (Marillensaft) oder Möhrensaft (Karottensaft). Beide dürfen nicht zu kalt sein.

• Essen Sie vor Reiseantritt einen Apfel und mischen Sie einen Teelöffel Honig dazu.

• Essen Sie vor einer extrem langen Reise drei Esslöffel Haferflocken in warmer Milch oder in einem Becher Naturjoghurt. Dazu eine Scheibe Zwieback mit zwei Esslöffeln Apfelmus.

• Ein Tee vor der Reise: Ein Teelöffel Zimtrinde in kleinen Stücken wird in einer Kräuterteetasse mit kochendem Wasser übergossen, zwölf Minuten zugedeckt ziehen lassen, durchseihen, lauwarm trinken.

Magenschleimhautentzündung

• Machen Sie eine Rollkur mit Kamillentee. Das ist der absolute Klassiker in der Therapie bei Magenschleimhautentzündung. Ein gehäufter Esslöffel Kamillenblüten (etwa zwei bis drei Teebeutel im Supermarkt) wird in einer Kräuterteetasse mit einem Viertelliter kochendem Wasser übergossen, zehn Minuten ziehen lassen, durchseihen. Lauwarm werden lassen. Dann die ganze Teetasse austrinken. Nun

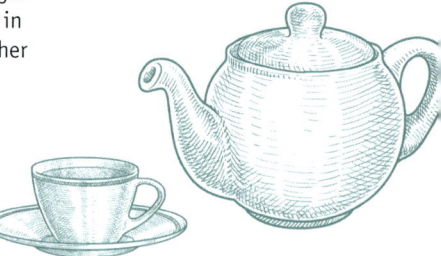

startet die eigentliche Behandlung: Legen Sie sich am Boden auf den Rücken und verharren Sie so etwa drei Minuten. Dann drehen Sie sich auf die linke Seite, bleiben wieder drei Minuten liegen. Jetzt folgt die Bauchlage für drei Minuten, zuletzt die Lage auf der rechten Seite, ebenfalls drei Minuten lang. Danach bleiben Sie einige Zeit entspannt auf dem Rücken liegen. Auf diese Weise kann der Kamillentee auf die gesamte Magenschleimhaut einwirken. Solange die Schmerzen anhalten, sollten Sie die Kamillenrollkur zweimal täglich durchführen.

• Bauen Sie in Ihren Speiseplan folgende Mahlzeiten ein: Haferbrei, Reisbrei, Haferschleimsuppe und Leinsamenbrei.

• Verzichten Sie ab sofort auf Alkohol, Nikotin und auf starken Bohnenkaffee.

EXTRA-TIPP

Baden Sie zweimal die Woche in sehr warmem Wasser mit Fichtennadelbadezusatz. Genießen Sie das Wannenbad jeweils 25 Minuten lang. Das beruhigt den Magen.

• Trinken Sie einige Wochen vor jeder Hauptmahlzeit ein Schnapsglas voll Saft einer rohen Kartoffel. Gibt es fertig in Flaschen zu kaufen.

• Trinken Sie jeden Tag vormittags und nachmittags eine Tasse lauwarmen Melissentee oder Fencheltee.

• Massieren Sie mit beiden Handflächen den Bauch. Verwenden Sie dazu kaltgepresstes Olivenöl.

• Trinken Sie rohen Kohlsaft, jeden Tag ein Glas. Die Aminosäure Glutamin aus dem Kohl beweist hier staunenswerte Heilkraft.

• Süßen Sie generell mit Biohonig, auf keinen Fall mit Zucker.

Magenverstimmung

• Zwei Esslöffel Sauerkraut werden mit einer Küchenschere ganz fein geschnitten und mit einer klein-gehackten Zwiebel sowie mit drei zerdrückten Knoblauchzehen ver-mischt. Essen Sie die Mixtur einmal am Tag. Trinken Sie danach eine Tasse Pfefferminztee.

• Zerkauen Sie – über den Tag verteilt – langsam, aber intensiv fünf Walnüsse.

• Zerdrücken Sie zehn heiße Pell-kartoffeln (gedämpfte Erdäpfel) und schlagen Sie die Masse in ein Lei-nentuch ein. Legen Sie sie auf den Magen und lassen Sie die Wärme so lange einwirken, wie Sie sich damit wohl fühlen. Sie können anstatt der Kartoffeln aber auch sehr warme feuchte Tücher auflegen.

• Mitunter hilft es, wenn man bei einer Magenverstimmung eine Tasse heißes Wasser trinkt.

• Dieses Rezept stammt aus Sizili-en: Bereiten Sie ein großes Glas mit warmem Wasser

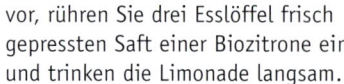

vor, rühren Sie drei Esslöffel frisch gepressten Saft einer Biozitrone ein und trinken die Limonade langsam.

• Trinken Sie eine Tasse Schwarztee mit einer Messerspitze Meersalz und essen Sie dazu eine Scheibe Vollkornzwieback.

• Es gibt einen Arzneiwein gegen die Magenverstimmung. Diesen müssen Sie selbst zubereiten. Ein Liter Rotwein wird mit 130 Gramm Wiesenblütenhonig zum Kochen gebracht. Dann wird der süße Rot-wein abgekühlt und in eine Flasche gegossen. Man trinkt davon jeden Tag einen Achtelliter.

Magenschmerzen

• Fasten Sie. Ernähren Sie sich zwei Tage ausschließlich von vier Scheiben Vollkornzwieback und vier Tassen Kamillentee.

• Die Magenschleimhäute müssen gestärkt werden. Außerdem muss man verhindern, dass sie austrock-nen. Das schafft man mit der Zufuhr von Vitamin A. Essen Sie gelbe, grüne und rote Gemüsesorten und Obstarten. Für die gesunde Funktion der Magenschleimhäute und für die Produktion der notwendigen Magensäure müssen im Organismus

EXTRA-TIPP

Einfach und schnell zubereitet ist dieses Rezept gegen Magenbeschwerden: Ein Teelöffel Heilerde für den inneren Gebrauch wird in einer halben Tasse Wasser verrührt. Mit Todesverachtung am besten nach einer Mahlzeit trinken.

genügend Vitamine der Gruppe B vorhanden sein: B_1, B_3 und B_6. Essen Sie grünes Gemüse, Weizenkeime, Vollwertreis, Haselnüsse, Pistazien, Sonnenblumenkerne, Avocados, Kalbsleber.

• Magenschmerzen müssen in jedem Fall von der Ärztin oder vom Arzt abgeklärt werden, wenn sie länger als zwei Tage andauern.

Magendrücken

• Kauen Sie ein paar Kümmelsamen. Erst nach langem Kauen schlucken.

• Legen Sie eine sehr warme Wärmflasche auf den Bauch.

• Geben Sie drei Tropfen Melissengeist auf ein Stück Würfelzucker und lassen Sie den Zucker so lange im Mund, bis er zergangen ist.

• Meiden Sie Alkohol, kalte Getränke, fette und süße Speisen.

Magen-Darm-Katarrh

• Legen Sie sich ein paar Tage ins Bett. Die gleichmäßige Wärme tut dem gesamten Verdauungstrakt gut.

• Essen Sie zwei Tage lang je fünf süße Äpfel, die auf einer Glasreibe geraffelt werden.

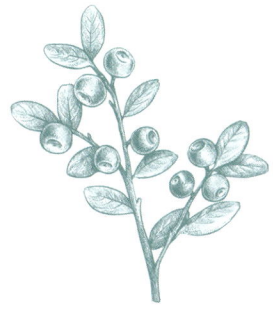

• Trinken Sie dreimal täglich ein Glas Heidelbeermuttersaft. Das heißt: ohne Zucker und ohne Wasserzusatz. Der blaue Farbstoff Anthocyan aus der Heidelbeere hat heilende Kräfte.

• Wenn Sie Magenkrämpfe verspüren, unbedingt Ärztin oder Arzt verständigen. Trinken Sie Majorantee. Essen Sie so wenig wie möglich.

Reizmagen

• Diese Oberbauchbeschwerden, die auch als nervöser Magen bezeichnet werden, muss man mit Stressabbau bekämpfen. Versuchen Sie es mit Atemübungen oder mit Yoga.

• Meiden Sie scharfe Gewürze, Kaffee und starken Schwarztee.

• Trinken Sie vor jedem Essen ein Glas rohen Kohlsaft.

• Verrühren Sie zwei Esslöffel geschroteten Leinsamen mit Wasser zu einem flüssigen Brei. Wenn Sie ihn einnehmen, dann trinken Sie dazu viel stilles Mineralwasser.

EXTRA-TIPP

Wer Magenprobleme hat, sollte mehrmals im Jahr eine Drei-Wochen-Kur mit Käsepappeltee durchführen. Dreimal täglich eine Tasse ungesüßt.

• Ernähren Sie sich für kurze Zeit mit Reis, Haferschleimsuppe und gedämpften Kartoffeln.

• Gemüsesäfte und Obstsäfte nur mit Wasser verdünnt trinken.

• Beginnen Sie den Tag mit einer Tasse Kamillentee, lauwarm und ungesüßt.

• Trinken Sie längere Zeit 15 Minuten vor jeder Hauptmahlzeit fünf Esslöffel rohen Kartoffelsaft, den man in Flaschen fertig kaufen kann.

• Viele schwören auf täglich einen Becher Naturjoghurt mit rechtsdrehender Milchsäure.

Zu viel Magensäure

• Trinken Sie einmal am Tag ein Glas mit lauwarmer Frischmilch.

• Auch der Verzehr von ungesüßtem Haferschleim kann helfen, die Magensäure zu neutralisieren.

• Sie benötigen die Vitamine B_1, B_6 und Niacin. Diese werden uns in folgenden Naturprodukten geliefert: in grünem Gemüse, in Sojabohnen, in allen Samen und Kernen. Das alles sind natürliche Säureblocker.

Zu wenig Magensäure

• Wer – nach Absprache mit der Ärztin oder dem Arzt – an einem Magensäuremangel leidet, kann mithelfen, die Produktion von Salzsäure in den Zellen der Magenschleimhaut anzuregen. Zum Beispiel: Trinken Sie vor jeder Hauptmahlzeit ein kleines Glas Wasser, in dem Sie zuvor einen halben Teelöffel Salz aufgelöst haben. Damit wird der Magensaft sauer. Die gesamte Verdauung verbessert sich, ganz besonders bei Eiweiß, Kalzium und Eisen.

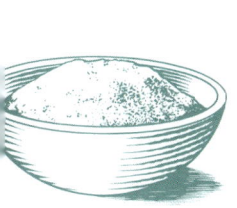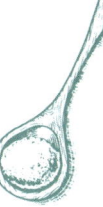

• Massieren Sie mehrmals am Tag mit beiden Händen den Bauch.

• Nehmen Sie öfter eine Messerspitze Fenchelpulver im Salat, in der Suppe oder im Reis zu sich.

• Magensäuremangel muss ständig von der Ärztin oder vom Arzt beobachtet werden.

Wurmbefall im Darm

• Bandwurmbefall nimmt in den letzten Jahren wieder zu: Kochen Sie fünf geschälte Knoblauchzehen in einem Viertelliter Wasser. Trinken Sie die Flüssigkeit in kleinen Schlucken. Oder: Reiben Sie dreimal täglich Möhren (Karotten) und Äpfel. Mischen Sie zu gleichen Teilen und essen Sie eine Teetasse davon. Oder: Essen Sie morgens auf nüchternen Magen einen Viertelliter Apfelmus. Zwei Stunden später nehmen sie einen Esslöffel Rizinusöl ein.

• Bei Befall von Madenwürmern essen Sie reichlich gedämpfte Möhren (Karotten). Oder: Essen Sie täglich eine große rohe Zwiebel.

• Hildegard von Bingen hat bei Wurmbefall noch den Rainfarn genutzt. Doch dieser enthält Thujon, ein starkes Gift, das mit großer Vorsicht zu genießen ist. Bei sehr hartnäckigen Würmern wird heute die Rainfarn-Urtinktur in kleinsten Mengen und nur mit ärztlicher Verordnung eingesetzt.

• All diese Maßnahmen müssen in Absprache mit der Ärztin oder mit dem Arzt erfolgen. Außerdem: Peinliche Hygiene ist selbstverständlich.

Hämorrhoiden

• Essen Sie reichlich Knoblauch, am besten über einen längeren Zeitraum. Drei frische Knoblauchzehen täglich. Am besten, Sie belegen ein Vollkornbutterbrot mit dünn geschnittenen Knoblauchscheiben.

• Essen Sie viel Obst und Gemüse. Vor allem sollte man die Zeit der Himbeeren nutzen und oft zugreifen. Sie fördern den leichten Stuhlgang. Übrigens: Das funktioniert auch mit Himbeeren aus dem Tiefkühlschrank.

• Treiben Sie regelmäßig Sport, machen Sie oft Spaziergänge.

• Nehmen Sie reichlich Ballaststoffe zu sich: Vollkornbrot, Müsli, Vollwertreis, Nüsse, frisches, heimisches Gemüse und Obst.

• Das wichtigste Vitamin im Kampf gegen Hämorrhoiden ist das Vitamin C. Sehr zu empfehlen ist die Aufnahme des Vitamins aus Mais, Spargel, Bohnen, Erbsen, Linsen, Spinat und Pellkartoffeln. Wer Hämorrhoiden hat, der sollte in der Küche Buchweizen einsetzen. Dieses Getreide liefert den wertvollen Pflanzenschutzstoff Rutin.

EXTRA-TIPP

Bei äußeren Hämorrhoiden gibt es einen Trick, mit dem man die Schmerzen und die Krampfaderschwellung reduzieren kann. Legen Sie einen warmen Schwarzteebeutel, den Sie kurz in warmes Wasser getaucht und ausgedrückt haben, auf die betroffene Stelle und lassen Sie ihn zehn Minuten einwirken.

Durchfall

• Essen Sie Äpfel mit Schale, aber nicht einfach hineinbeißen. Raffeln Sie die Äpfel auf einer Glasreibe. Erst, wenn der Apfelbrei leicht braun wird, isst man ihn. Die Wirkung bringen die Pektine im Apfel.

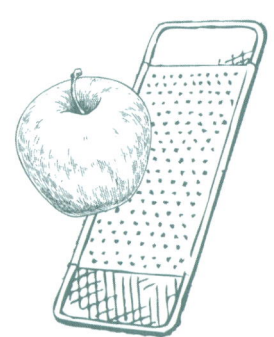

• Sehr wirksam ist Sauerkraut. Man konsumiert es mehrmals am Tag, bis zu fünf- oder sechsmal. Es liefert dem Verdauungstrakt große Mengen an Milchsäurebakterien und Vitamin B_2 und B_{12}.

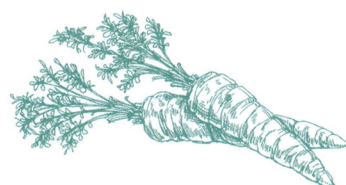

• Bereiten Sie eine Anti-Durchfall-Suppe zu. 500 Gramm Möhren (Karotten) werden in einem Liter Wasser weichgekocht. Dann in einem Sieb passieren und über den ganzen Tag verteilt essen.

• Essen Sie 100 Gramm dunkle Schokolade mit 90% Kakaoanteil über den Tag verteilt. Kindern gibt man nur 50 Gramm. Die Schokolade kann bei Kindern auch schnell zu Verstopfung führen.

• Trinken Sie sechsmal täglich jeweils eine Tasse ungesüßten Schwarztee.

• Kauen Sie über den Tag verteilt Heidelbeeren, etwa 100 Gramm. Es können frische Früchte sein. Doch die getrockneten Heidelbeeren wirken schneller.

EXTRA-TIPP

Zur Freude der Schokoladenfans: Dunkle Schokolade hat einen extrem hohen Kakaoanteil und ist randvoll mit Bioflavonoiden. Damit kann sie Durchfall stoppen. Eine kleine Schokotafel kann bereits Erfolg bringen.

• Essen Sie über den Tag verteilt ein Kilo pürierte Bananen. Das ist kein Tipp für Diabetiker.

• Konsumieren Sie jeden Tag einen Teller mit Haferschleimsuppe. Anschließend legen Sie sich für 15 Minuten eine sehr warme Wärmflasche auf den Bauch.

• Bei plötzlich auftretendem Durchfall sollten Sie zwei Tage lang nur Zwieback essen und Kamillentee trinken.

• Und das ist das Rezept für einen Anti-Durchfall-Cocktail: Gießen Sie in einen Glaskrug einen halben Liter stilles Mineralwasser, dazu geben Sie sieben Teelöffel Traubenzucker, einen Teelöffel Salz und gießen einen halben Liter Orangensaft dazu. Trinken Sie den Cocktail über den Tag verteilt.

Verstopfung

• Weichen Sie über Nacht geschroteten Leinsamen in etwas Wasser ein. Geben Sie am nächsten Morgen den Leinsamen in einen Becher Naturjoghurt und genießen Sie das Anti-Verstopfungs-Frühstück. In den Stunden danach viel Wasser trinken.

• Essen Sie am Morgen einen Becher Naturjoghurt, verrührt mit einem Esslöffel Weizenkleie. Danach trinken Sie ein Glas frisch gepressten Orangensaft.

• Weichen Sie abends vor dem Zubettgehen sechs Dörrpflaumen in lauwarmes Wasser ein und decken das Ganze zu. Am nächsten Morgen trinken Sie auf nüchternen Magen die Flüssigkeit und essen anschließend die aufgeweichten Dörrpflaumen.

• Nehmen Sie am Morgen vor dem Frühstück einen Esslöffel kaltgepresstes Olivenöl mit ein paar Tropfen frisch gepresstem Saft einer Biozitrone in den Mund, langsam schlucken.

• Trinken Sie einige Zeit jeden Tag zwei Becher Kefir, den Sie im Supermarkt im Milchregal finden.

• Essen Sie vorwiegend Vollkornprodukte, viel Gemüse und Obst.

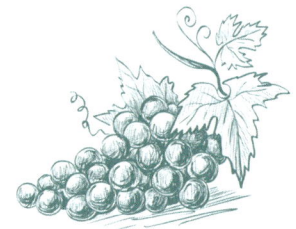

• Trinken Sie morgens auf nüchternen Magen ein Glas abgestandenes Wasser vom Vortag. Es sollte Zimmertemperatur haben. Das ist wohl das einfachste Mittel gegen Verstopfung.

• Nutzen Sie im Frühling die Rhabarberzeit und essen zwei- bis dreimal ein Rhabarberkompott. Damit wird im Darm die Verstopfung besiegt.

13. Leber, Galle, Blase, Nieren mögen alle keine Viren

Leberbeschwerden

• Die Leber ist die Entgiftungszentrale unseres Körpers. Sie muss darauf achten, dass möglichst keine Giftstoffe in den Organismus gelangen und Schadstoffe und Krankheitserreger so schnell wie möglich abtransportiert werden. Deshalb müssen wir die Leber gut behandeln, damit es zu keinen Beschwerden kommt. Die einfachste Form, der Leber Gutes zu tun: Trinken Sie als Erstes am Morgen nach dem Aufstehen auf nüchternen Magen ein großes Glas stilles Mineralwasser. Damit spülen Sie im Körper die Entgiftungswege durch.

• Trinken Sie im Laufe des Tages zwei Tassen Salbeitee.

• Nutzen Sie die Spargelzeit und essen Sie dieses faszinierende Gemüse möglichst oft.

• Nehmen Sie ein Vollbad mit Hafer. Das tut der Leber gut. Übergießen Sie ein Kilo Haferkörner oder Haferflocken in einem Kochtopf mit drei Litern kochendem Wasser. Zugedeckt 20 Minuten stehen lassen, dann durchseihen und den Sud in die Wanne geben. Mit dem bereits eingegossenen Badewasser vermischen. Baden Sie 25 Minuten. Danach kurz warm duschen und ab ins Bett.

• Essen sie regelmäßig Speisen mit frischen Artischocken. Die Wirkstoffe Cynarin und Cynaridin, die darin enthalten sind, unterstützen die Leber beim Entgiften und geben ihr Kraft.

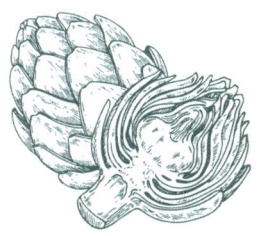

Das tut der Leber gut

• Wenn Sie Ihrer Leber Freude bereiten wollen, dann verwöhnen Sie sie mit dem Obst Grapefruit, Apfel, mit dem Gemüse Kohl, Tomate, Avocado, Brokkoli, Rote Bete (Rote Rübe), mit grünem Blattgemüse, Löwenzahnblättern sowie mit den Salaten Rucola und Radicchio, des Weiteren mit Olivenöl, Knoblauch und Spinat. Das alles versorgt die Leber mit Bitterstoff.

Fettleber

• Viele denken: Jeder, der an einer Fettleber leidet, hat jahrelang viel und regelmäßig Alkohol getrunken. Das stimmt nicht. Es gibt auch eine andere Form: nämlich die nichtalkoholische Fettleber. Sie entsteht, wenn man zu viel und zu fett konsumiert.

• Der wichtigste Grundsatz bei der alkoholischen Fettleber: kein Alkohol mehr. Nicht einen Tropfen.

• Meiden Sie rotes Fleisch, frittierte Speisen, zu viel Salz, Weißbrot.

• Zum Stärken und zum Aufbau der Leber: der Rosinencocktail. 160 Gramm dunkelbraune hochwertige Rosinen, die kernig sind, werden mit kochendem Wasser übergossen, 20 Minuten zugedeckt ziehen lassen, durchseihen. Nun gießt man frisches Wasser dazu, lässt noch einmal eine halbe Stunde ziehen. Davon trinkt man hin und wieder ein Schnapsglas.

Leichte Leber-schwellung

• Wenn die Ärztin oder der Arzt eine leichte Leberschwellung festgestellt hat, aber auch nur dann, fragen Sie, ob Sie ein Hausmittel als Unterstützung anwenden dürfen. Trinken Sie mehrmals am Tag ein Schnapsglas Sauerkrautsaft.

• Bauen Sie in Ihren Speiseplan Löwenzahn- und Rucolasalat ein. Die Bitterstoffe tun der Leber gut.

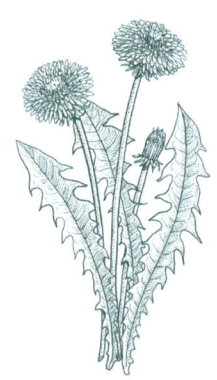

Leberstauung

• Wenn eine Leberstauung medizinisch nachgewiesen ist, dann sprechen Sie Ärztin oder Arzt auf einen Trick an, den man bereits im antiken Griechenland angewendet hat. Setzen Sie sich mehrmals am Tag entspannt hin und reiben Sie fest die Hände aneinander, wobei ganz wichtig ist, dass die Handballen aufeinander liegen und die Finger beider Hände ineinander verzahnt sind und es auch bleiben. Reiben Sie nun die Handballen so fest aneinander, bis sie warm werden. Das Geheimnis dabei: Von den Handballen verlaufen Energiebahnen zur Leber und geben ihr Kraft, aktivieren sie. Das vermittelt Wohlfühlen und gute Laune.

• Essen Sie bei jeder Gelegenheit im Dampf gegarte Artischocken.

Leicht „beleidigte" Leber

• Wenn die Leber mit Essen und Trinken – etwa nach einer Festlichkeit – überfordert ist, spricht man im Volksmund von einer beleidigten Leber. Tun Sie ihr Gutes: Essen Sie geriebenen Rettich in mehreren kleinen Portionen über den Tag verteilt.

• Trinken Sie ein paar Tage dreimal täglich eine Tasse Salbeitee.

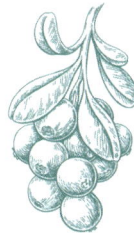

• Trinken Sie einmal am Tag ein Glas Preiselbeersaft. Mischen Sie einen Teil Saft und drei Teile Wasser.

Stressgeplagte Leber

• Wenn die Leber aufgrund von Stress leidet, dann verzichten Sie auf Alkohol und Nikotin.

• Stellen Sie die Ernährung auf ein paar Tage Rohkost um.

• Reiben Sie den Körper mit Scheiben von einer Biozitrone ab. Trinken Sie außerdem ein Glas Wasser mit dem Saft einer halben Biozitrone.

• Genießen Sie ein Wannenbad für die Leber. Rühren Sie ein Kilo Weizenkleie ins Badewasser. Baden Sie 20 Minuten.

• Mischen Sie zwei Liter Wasser mit einem halben Liter Apfelessig. Tauchen Sie einen Waschlappen ein und reiben Sie damit den ganzen Körper ein. Das ist ein altes Klosterrezept.

• Füllen Sie in ein Leinensäckchen eine Handvoll zerstoßenen Leinsamen, verschließen Sie das Säckchen und erwärmen Sie es in heißem Wasser. Nach etwa zehn Minuten ziehen Sie es aus dem Wasser und legen es auf die Leber (sie zieht sich von rechts unterhalb des

EXTRA-TIPP

Die nichtalkoholische Fettleber kann ausgeheilt werden. Dazu betont die österreichische Wissenschaftlerin und Ärztin Dr. Ilse Triebnig: „Eine gute Möglichkeit bietet das Vulkangestein Zeolith-Klinoptilolith aus der Apotheke. Man löst einen gehäuften Teelöffel von dem Pulver in einem Glas Wasser auf und trinkt es vor einer Mahlzeit."

Zwerchfells nach links). Darüber legen Sie ein Handtuch. Lassen Sie den Umschlag 30 Minuten einwirken. Am besten ist, wenn Sie dabei im Bett liegen, mit einer warmen Decke zugedeckt.

Gallenbeschwerden

• Meiden Sie fettes Fleisch, tierische Fette und Wurst. Machen Sie eine Rettichkur. Schneiden Sie einen großen, weißen Rettich in dünne Scheiben, legen Sie diese in einen Suppenteller und geben Sie fünf Esslöffel Wiesenblütenhonig auf die

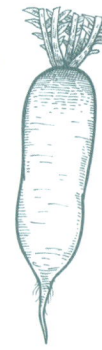

Rettichscheiben. Das Ganze muss Stunden zugedeckt stehen. In dieser Zeit bildet sich im Teller ein Saft aus Rettich und Honig. Davon nehmen Sie im Laufe des Tages mehrmals einen Esslöffel, lassen den Saft im Mund zergehen.

• Streichen Sie – zumindest für einige Zeit – in Ihrem Essensplan Geräuchertes, Gepökeltes, Mayonnaisen, Hülsenfrüchte und eiskalte Getränke.

• Trinken Sie mehrmals am Tag ein Schnapsglas rohen Kartoffelsaft.

Gallenblasenschwäche

• Wenn eine genaue medizinische Diagnose vorliegt, dann macht es Sinn, reichlich schwarzen Rettich zu konsumieren.

• Nehmen Sie einige Wochen dreimal täglich zwei Esslöffel Löwenzahnsaft in etwas Wasser zu sich, und zwar vor jeder Mahlzeit.

• Probieren Sie es mit einer Kartoffelauflage. Vermischen Sie eine zerdrückte gedämpfte Kartoffel mit einem Eigelb. Gießen Sie gerade so viel heiße Milch dazu, dass ein

dicker Brei entsteht. Diesen streichen Sie auf ein Leinentuch und wickeln es um den Körper. Darüber kommt ein trockenes Wolltuch. Die Auflage sollte 20 Minuten einwirken und gleich danach wiederholt werden.

Gallenblasenentzündung

• Legen Sie einen Milchwickel an: Tauchen Sie ein Leinentuch in lauwarme Milch, wringen Sie es etwas aus und legen es auf den rechten Oberbauch. Dieser Wickel muss die rechte Körperhälfte ab dem oberen Rippenbogen bedecken. Wenn das Tuch warm geworden ist, bitte sofort einen neuen Milchwickel anlegen.

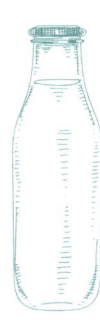

EXTRA-TIPP

Wichtige Maßnahmen bei einer Gallenkolik: Trinken Sie drei Wochen lang dreimal täglich eine Tasse Pfefferminztee. Außerdem legen Sie, wann immer Sie Zeit haben, sehr warme, nasse Tücher für etwa 30 Minuten auf die schmerzende Stelle.

• Aus vergangenen Tagen gibt es den Leinsamenwickel. Geschroteter oder gemahlener Leinsamen wird mit der doppelten Menge Wasser zum Kochen gebracht. Der heiße Brei wird fingerdick auf ein Tuch gestrichen und sollte etwas abkühlen. Nun legen Sie das Tuch mit dem Brei auf den rechten Oberbauch, darüber ein trockenes Wolltuch. Lassen Sie den Leinsamen 20 Minuten einwirken.

Gallenblasengefahr

• Grundsätzlich muss man bei aufkommenden Schmerzen im rechten Oberbauch und Rücken die Ärztin oder den Arzt alarmieren. Vor allem dann, wenn Verdauungsbeschwerden mit Blähungen auftreten. Der Gallenblase muss sofort medizinisch geholfen werden.

• Wenn Sie Probleme mit der Galle haben, müssen Sie oft an die frische Luft und sollten sich viel bewegen. Wichtig ist auch der regelmäßige Stuhlgang. Zwischendurch sollten Sie ausruhen und liegen. Da Sie bei etlichen medizinischen Behandlungen Anstrengungen meiden sollten, macht es Sinn, wenn Sie bei umfangreicheren und schwereren Einkäufen im Supermarkt bitten, dass Ihnen die Lebensmittel nach Hause geliefert werden.

Das Beste für die Galle

• Das ideale Gallefrühstück, das viele auch als Gallemüsli bezeichnen: Geben Sie vier bis fünf Esslöffel Haferflocken in einen Teller, dann mischen Sie die klein geschnittenen Stücke einer halben Grapefruit dazu und verrühren das Ganze mit einem Becher Naturjoghurt.

• Wer an Übergewicht leidet, hat auch ein erhöhtes Risiko für Gallensteinbeschwerden. Da heißt es: abnehmen!

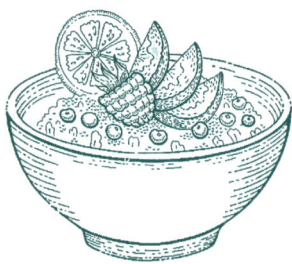

• Die Galle fühlt sich besonders wohl, wenn man langsam und genüsslich isst, also die Mahlzeit nicht hastig hinunterschlingt.

EXTRA-TIPP

Kurkumatee gibt der Galle während und nach einer Entzündung Kraft. Übergießen Sie einen halben Teelöffel Kurkumapulver mit einer Tasse kochendem Wasser, sechs Minuten zugedeckt ziehen lassen, morgens und abends jeweils eine Tasse trinken.

• Kauen Sie tagsüber Kümmelkörner. Oder würzen Sie Ihre Speisen mit Kümmel. Das hilft auch der Verdauung und verhindert Blähungen.

• Die Wirksamkeit der Artischocke ist nur dann gegeben, wenn man beim Einkaufen auf einiges achtet: Man muss wissen, dass die Früchte nur kurz lagerfähig sind. Man sollte sie mit den Fingerspitzen im Regal abtasten. Kaufen Sie nur die festen, prallen Früchte. Am besten sind die großen, runden, dunkelgrünen. Braune und bräunliche Blätter verraten, dass sie schon recht alt sind und keine medizinische Wirkung mehr haben. Es gibt Artischockenböden und Artischockenherzen in Dosen und Gläsern. Sie enthalten weniger Vitamine, der Gehalt am Hauptwirkstoff Cynarin ist aber fast so hoch wie bei den frischen Früchten.

Gallensteine

• Gallensteinbehandlungen dürfen nur unter ärztlicher Kontrolle erfolgen, ganz besonders die Hausmittel. Zum Beispiel: die Ölkur. 125 bis 200 Gramm kaltgepresstes, hochwertiges Olivenöl, ein rohes Eigelb von einem Bioei, vier Esslöffel Cognac, der Saft einer halben Biozitrone und etwas Abrieb von der Schale werden gut vermischt. Das Ganze nimmt man im Zeitrahmen von einer viertel bis zu einer halben Stunde am Morgen auf nüchternen Magen zu sich. Wie gesagt: Der Magen muss leer sein. Danach legt man sich für eine halbe Stunde ins Bett: zuerst auf die rechte Seite. Auf diese Weise gelangen die Gallensteine ohne Schmerzen in den Darmkanal. Wenn man diese Behandlung täglich einmal durchführt, werden sich nach einer Woche erste Erfolge spürbar zeigen. Wenn Ärztin oder Arzt zusagt, kann die Kur wiederholt oder fortgesetzt werden.

• Machen Sie eine Rettichkur: Höhlen Sie einen großen schwarzen Rettich aus, der frisch und saftig sein muss. Füllen Sie den Hohlraum mit Honig aus und lassen das Ganze acht Stunden stehen. Davon nehmen Sie zu jeder vollen Stunde einen Teelöffel, lassen den Sirup langsam im Mund zergehen. Das mögen Gallensteine ganz und gar nicht.

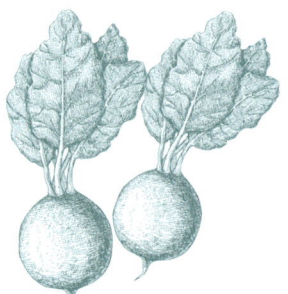

• Wenn Gallensteine vorhanden sind, die weder schmerzen, noch andere Komplikationen anzeigen, dann lässt man sie nach neuesten medizinischen Erfahrungen in Ruhe.

Nierensteine

• Wer zur Bildung von Nierensteinen neigt, sollte regelmäßig Mineralwasser trinken, das den Mineralstoff Magnesium enthält. Das kann die Bildung von Calciumoxalat-Steinen verhindern. Besteht bei Ihnen

die Gefahr für andere Nierensteine, müssen Sie mit der Ärztin oder mit dem Arzt die Flüssigkeitszufuhr besprechen. Sie sollten jedenfalls täglich zwei bis drei Liter Mineralwasser trinken.

• Ernähren Sie sich überwiegend mit Vollkornprodukten. Essen Sie Müsli, würzen Sie mit Weizenkeimflocken.

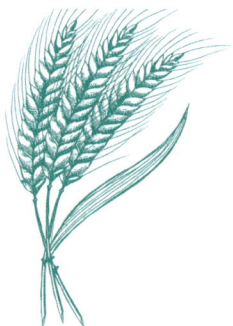

• Trinken Sie eine Zeit lang jeden Abend vor dem Zubettgehen ein Glas stilles Mineralwasser mit einem Esslöffel Apfelessig.

• Meiden Sie Nahrung, die Oxalsäure enthält: Rhabarber, Spinat, Tomaten und Grapefruits. Sie alle fördern die Nierensteinbildung. Wer schon einmal Nierensteine hatte, ist besonders gefährdet.

• Meiden Sie tierische Fette.

• Trinken Sie Obstsäfte oder Gemüsesäfte nur stark mit Wasser verdünnt. Meiden Sie übermäßige Mengen von Milch, Schwarztee, starkem Bohnenkaffee.

• Auch heute empfehlen Ärzte noch, was früher üblich war, wenn man einen Nierenstein abgehen lassen wollte. Man lässt erträglich heißes Wasser in die Badewanne ein, setzt sich in die Wanne und trinkt eine Flasche Bier oder Sekt. Das heiße Wasser weitet die Gefäße. Das gibt dem Stein die Chance, den Körper zu verlassen. Große Steine werden heutzutage in der modernen Medizin häufig zertrümmert. Den Trick mit der Badewanne und dem Bier sollten Sie nur dann anwenden, wenn Sie nicht allein zu Hause sind.

• Oft genügt es, jeden Tag acht bis zehn Gläser Mineralwasser zu trinken, um Nierensand oder kleine

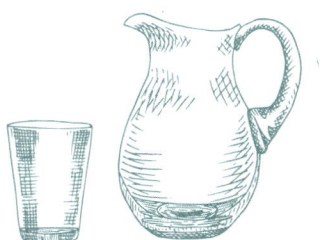

Steine abgehen zu lassen. Dadurch werden die Substanzen, die in der Niere Steine bilden, verdünnt.

Nierensteinbildung verhindern

• Der beste Schutz vor einer Nierensteinbildung ist viel Wasser trinken. Ein guter Weg ist es auch, wenn man auf salzarme Kost umsteigt. Damit kann man verhindern, dass neue calciumreiche Steine entstehen. Nehmen Sie täglich nicht mehr als etwa fünf Gramm Salz zu sich.

• Sie können den Calciumgehalt vom Urin deutlich senken, wenn Sie Preiselbeer- oder Cranberrysaft – mit etwas Wasser verdünnt – trinken.

• Das funktioniert auch mit Zitronensaft. Die Säure der Zitrone erhöht den Citratgehalt des Urins. Die Folge: Das Calcium kann keine Kristalle bilden.

• Meiden Sie bei Ihrer Ernährung Wurst, Fleisch, Salz und Zucker sowie Lebensmittel mit hohem Anteil an Oxalsäure, vor allem Spinat und Rhabarber. Gemüse und Vollkornprodukte sind empfehlenswert.

Nierenkolik

• Wenn bei einer Nierenkolik unerträgliche Schmerzen auftreten, dann machen viele Betroffene einen großen Fehler: Sie legen sich hin oder krümmen sich zusammen. Das ist ganz schlecht. Auch wenn es noch so weh tut: Bleiben Sie in Bewegung. Gehen Sie hin und her. Hüpfen Sie auf und ab, soweit Sie es schaffen. Gehen Sie einige Stufen rauf und runter. Denken Sie immer daran: Das sind Erschütterungen, durch die der Nierenstein gelöst werden kann. Dann haben sich die Schmerzen bei der Bewegung gelohnt. Sie brauchen bei einer Nierenkolik unbedingt medizinische Hilfe.

• Nierenbeschwerden können durch rohe Zwiebel und Rettich gelindert werden. Essen Sie beides aber unbedingt ohne Salz.

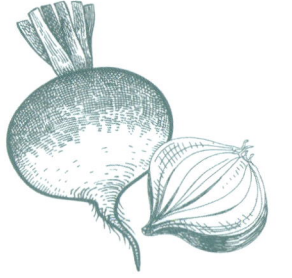

Nierenbecken-entzündung

• Legen Sie sich ins Bett und halten Sie die Nieren warm. Nehmen Sie eine Wärmflasche mit.

• Ernähren Sie sich einige Tage ausschließlich flüssig: mit Sauerkrautsaft, Johannisbeersaft und Meerrettichsaft (Krensaft). Sie können auch all die anderen Obst- und Gemüsesäfte konsumieren, die Sie im Supermarkt finden.

• Meiden Sie scharfe Gewürze. Verwenden Sie wenig Salz. Kein Alkohol, kein Nikotin.

• Überbrühen Sie zwei Esslöffel Leinsamen mit einem Viertelliter kochendem Wasser. 15 Minuten zugedeckt ziehen lassen. Durchseihen. Der Leinsamentee wird lauwarm getrunken.

Nierenentzündung

• Schmerzen im Nierenbereich müssen sofort unter ärztliche Kontrolle gestellt werden. Was man unterstützend tun kann? Ziehen Sie sich für ein paar Tage ins Bett zurück. Die Wärme hat große Heilkraft.

EXTRA-TIPP

Wer bei einer Nierenbeckenentzündung einen wirksamen Heilkräutertee einsetzen möchte, sollte den bewährten Zinnkrauttee oder den Birkenblättertee trinken. Jeweils drei Tassen am Tag. Sie können auch abwechseln, eine Woche den Zinnkrauttee und eine Woche den Birkenblättertee konsumieren. Manche Betroffenen schwören auf diese Kombination.

• Erhitzen Sie etwas Leinöl, tauchen Sie ein Leinentuch ein, wringen Sie es aus und legen es auf die schmerzende Stelle. Darüber gibt man ein trockenes Leinentuch und darüber ein trockenes Wolltuch. 30 bis 40 Minuten einwirken lassen.

• Eine andere bewährte Methode ist die Kartoffelauflage: Zwei Kilo Kartoffeln werden gedämpft und mit einer Gabel zu einem Brei zerdrückt. Diesen Brei, der nicht zu heiß sein darf, legen Sie auf die schmerzende Hautstelle im Umfeld der Blase. Darüber binden Sie ein trockenes Leinentuch.

• Vermeiden Sie zu viel Zucker und gehen Sie sparsam mit Honig um.

Verminderte Nierenfunktion

• Essen Sie oft Suppe. Ganz wichtig: mit reichlich roher Petersilie. Zwei Esslöffel ganz klein geschnittene Petersilienblätter werden kurz vor dem Servieren auf die Suppe im Teller gestreut. Langsam essen.

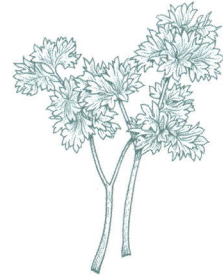

• Überbrühen Sie einen Teelöffel klein gehackte, rohe Petersilie in einer Kräuterteetasse mit kochendem Wasser. Zugedeckt zwei Minuten ziehen lassen. Durchseihen, ungesüßt und lauwarm trinken. Die Kur dauert sieben bis zehn Tage, drei Tassen pro Tag.

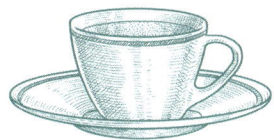

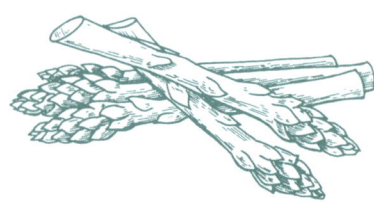

• Dämpfen Sie 500 Gramm frischen Spargel, gießen Sie etwas kaltgepresstes Olivenöl darüber und genießen Sie diese herrliche Frühlingsspeise während der Spargelzeit am besten jeden Tag. Mit seinen Mineralstoffen, Spurenelementen und der Aminosäure Asparagin regt er die Nierenfunktion an.

• Meiden Sie scharfe Gewürze, Alkohol sowie Nikotin, aber auch blähende Speisen.

• Mischen Sie drei Liter warmes Wasser mit einem Liter Apfelessig. Tauchen Sie ein Leinentuch ein, wringen Sie es aus und legen Sie das warme Tuch auf das Umfeld der Nieren. Ihre Ärztin oder Ihr Arzt wird Ihnen gern die Stelle zeigen. Über das nasse Tuch legen Sie ein trockenes Wolltuch. Lassen Sie die Wärme 20 Minuten einwirken.

Blasenentzündung

• Trinken Sie einen sehr warmen Heilkräutertee, den Sie besonders mögen. Sie spülen damit die Blase und die Harnwege durch.

• Sie sollten den pH-Wert im Urin senken. Das lieben die Bakterien gar nicht. Folgende Säfte stehen zur Auswahl: Schwarzer-Johannisbeer-Saft, Heidelbeersaft, Preiselbeersaft. Damit kann man schädliche Bakterien vertreiben und die Heilwirkung verbessern.

• Kauen Sie viermal täglich einen gehäuften Esslöffel grüne, weichschalige Kürbiskerne.

• Oder: Nehmen Sie zweimal täglich einen Esslöffel steirisches Kürbiskernöl zu sich und richten Sie Ihren Salat damit an.

• Wenn Sie gern grünen Salat essen, dann tun Sie der Blase etwas Gutes, wenn Sie zur Hälfte Kopfsalat und zur Hälfte Kresse vermischen. Dieser Salat wirkt harntreibend und verdrängt Bakterien.

• Nehmen Sie abends ein sehr warmes Fußbad und legen Sie sich im Bett eine mit sehr warmem Wasser gefüllte Wärmflasche auf den Unterleib.

• Die Zwiebel hat sich als Auflage bewährt. Schneiden Sie eine geschälte Zwiebel in kleine Stücke, erwärmen Sie sie etwas und füllen Sie die warmen Stücke in ein Leinensäckchen. Die Blasenauflage sollte eine halbe Stunde einwirken. Sie können das Rezept auch mit heißen Pellkartoffeln durchführen, die Sie im Leinensäckchen zerdrücken.

• Völlig in Vergessenheit geraten ist im Laufe der Zeit der Knoblauchtee, den man bereits im antiken Ägypten für die Blase eingesetzt hat. Knoblauch wirkt antibakteriell. Hier das Rezept: Man schält einige frische Knoblauchzehen und zerdrückt sie mit einer Gabel. In diesem Zustand gibt man sie in eine Kräuterteetasse, gießt heißes Wasser drüber, lässt das Ganze zugedeckt sechs Minuten ziehen. Der Knoblauchtee wird lauwarm getrunken.

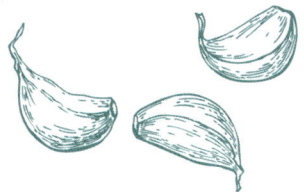

• Jede Aktion, die im Zusammenhang mit der Blase steht, muss mit der Ärztin oder dem Arzt besprochen werden.

Blasenschwäche

• Essen Sie frische, saftige Himbeeren in der Saison oder Himbeeren aus dem Tiefkühlschrank. Sie fördern die Entwässerung.

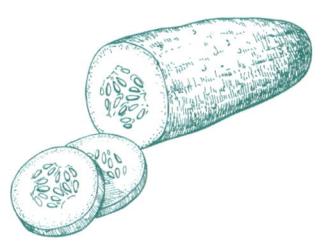

• Kaufen Sie eine heimische Landgurke oder eine Schlangengurke. Genießen Sie die Gurke als Salat und trocknen Sie die zarten Gurkenkerne. Diese sind ein wertvolles Hausmittel bei Blasenproblemen. Ein Teelöffel frische oder getrocknete Gurkenkerne werden in einem Mörser zerstampft. Übergießen Sie die Kerne mit einer Tasse heißem Wasser, lassen Sie sie acht Minuten zugedeckt ziehen. Dann durchseihen und lauwarm trinken.

• Essen Sie oft Kürbis. Nicht nur die Kerne, auch das Fruchtfleisch hat heilende Wirkung. Übrigens: Die Kerne und das Fruchtfleisch kommen aus verschiedenen Kürbisarten. Das Fruchtfleisch des Ölkürbis wird wieder in den Acker gebracht.

• Essen Sie oft und viel Rettich. Als Hausmittel bei Blasenschwäche aber ohne oder mit nur sehr wenig Salz.

Blasenvorsorge

• Tragen Sie grundsätzlich warme Unterwäsche.

• Trinken Sie über den Tag zu jeder vollen Stunde ein Glas Wasser. Das schwemmt viele Bakterien aus dem Körper.

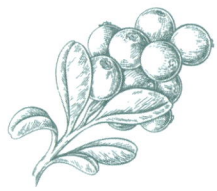

• Auch vorbeugend hilft das Trinken von Cranberry-Muttersaft, 300 Milliliter pro Tag. Meiden Sie hingegen Tomatensaft.

EXTRA-TIPP

Wer immer wieder gegen Blasenprobleme ankämpfen muss, sollte wissen: Bitte auf Hülsenfrüchte in der Ernährung verzichten. Sie machen den Harn sauer.

• Gehen Sie sparsam mit folgenden Naturprodukten um: Spinat, rohe Möhren (Karotten), Zitrusfrüchte, Erdbeeren und Milch.

• Gehen Sie regelmäßig auf die Toilette, etwa alle drei Stunden. Es kommt darauf an, wie viel Sie getrunken haben.

• Nach dem Schwimmen die nasse Badekleidung sofort durch eine trockene ersetzen. Wenn es im Supermarkt ein Sonderangebot für Bikinis und Badehosen gibt, dann nehmen Sie gleich zwei, drei Stück für den Sommerurlaub.

• Sie haben ein geringeres Risiko für eine Harnwegsinfektion, wenn Sie gern Käse essen und jeden Tag zwei Becher Bionaturjoghurt auslöffeln. Ganz besonders wirkt Acidophilus-Joghurt.

Harnröhren- entzündung

• Unterstützend zur medizinischen Betreuung: Trinken Sie sechs Wochen lang täglich einen Liter Mineralwasser. Das ideale Mineralwasser dafür ist ein Calcium-Säuerling oder noch besser ein Natrium-Calciumcarbonat-Säuerling.

• Kochen Sie einen Esslöffel Majoran zehn Minuten in einer Tasse Wasser, also in einem kleinen Kochtopf. Durchseihen, mit etwas Honig trinken.

Harnsteine

• Trinken Sie täglich zwei Liter Apfelsaft. Aber nicht als Diabetiker!

• Bauen Sie magnesiumreiche Naturprodukte in Ihre Ernährung ein: Kürbiskerne, Cashewnüsse, Mandeln, Haselnüsse, Walnüsse, Vollwertgetreide, Bananen, Sojaprodukte, Kartoffeln, Meeresfisch.

• Geben Sie eine fein gehackte Knoblauchzehe in einen Achtelliter warmen Weißwein, lassen Sie die Mischung zwei Stunden stehen und trinken Sie diese dann langsam in kleinen Schlucken.

• Übergießen Sie zehn dünne Scheiben von einer frischen Meerrettichwurzel (Krenwurzel) mit einem Viertelliter Weißwein. Lassen Sie das Ganze zwölf Stunden lang stehen. Dann durchseihen und in kleinsten Schlucken trinken.

Harnträufeln

• Genießen Sie regelmäßig Sitzbäder in Kamillentee. Dafür müssen Sie 30 Teebeutel aus dem Supermarkt ins heiße Badewasser geben, zehn Minuten drinnen lassen, dann herausfischen, ausdrücken und entsorgen. Prüfen Sie, ob sich in der Zwischenzeit das Badewasser etwas abgekühlt hat, damit Sie sich nicht verbrennen. Das Kamillenbad sollte etwa 30 Minuten andauern. Danach duschen, abtrocknen und ab ins Bett.

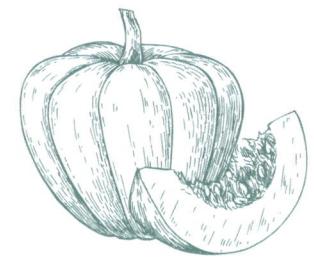

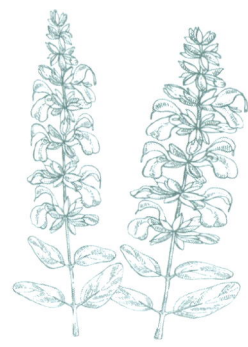

muskeln, den Po, die Schließmuskeln und die Scheidenmuskeln an. Immer wieder zwischendurch fünf bis zehn Sekunden lang.

• Essen Sie oft gedämpfte Hirse, damit dem Körper Kieselsäure zugeführt wird.

• Achten Sie immer darauf, dass Sie warme Füße haben.

• Trinken Sie jeden Tag vier Tassen Salbeitee. Natürlich ungesüßt.

Reizblase

• Machen Sie regelmäßig Bodengymnastik, damit die Beckenbodenmuskulatur gestärkt wird.

• Gehen Sie jeweils 30 Minuten nach jeder Mahlzeit auf die Toilette.

• Wo immer Sie sind, auch beim Einkauf im Supermarkt: Spannen Sie im Stehen oder Gehen die Bauch-

EXTRA-TIPP

Bei ständigem Harndrang haben sich Zypressenblätter aus der Apotheke bewährt. Geben Sie einen Teelöffel getrocknete Zypressenblätter in einen kleinen Kochtopf mit einem Viertelliter Rotwein und bringen Sie das Ganze zum Sieden. Dann durchseihen und abkühlen lassen. Man trinkt eine Tasse am Morgen und eine am Abend.

14. Wenn Muskeln & Gelenke Unterstützung brauchen

Muskelkater

• Trinken Sie reichlich Mineralwasser, das größere Mengen vom Mineralstoff Magnesium enthält. Wer sich – etwa beim Sport – vor einem Muskelkater schützen will, muss ein Magnesiumlangzeitdepot in den Muskeln, aber auch ein Magnesiumkurzzeitdepot in den Knochen haben. Beide sollten gefüllt sein.

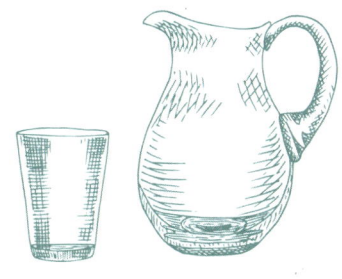

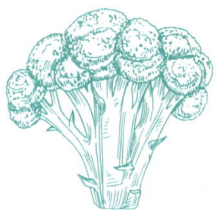

• Nicht allein Magnesium ist wichtig für eine Versorgung des Körpers gegen einen Muskelkater. Ebenso wichtig sind die Mineralstoffe Kalium und Calcium. Essen Sie Brokkoli, Bananen, Trockenfrüchte, Milchprodukte, Haferflocken, Nüsse, Käse und Quark (Topfen).

• Massieren Sie die schmerzenden Körperteile mit ganz wenig Honig. Geben Sie ein Leinentuch darüber und lassen Sie den Honig zwei Stunden einwirken.

• Lassen Sie zweimal täglich 50 Gramm Tannenhonig im Mund zergehen (nicht bei Diabetes!).

• Da man bei einem Muskelkater viel Flüssigkeit aufnehmen soll, muss man darauf achten, dass man Mineralwasser trinkt, das wenig Natrium enthält. Das gilt auch für Gemüsesäfte und Obstsäfte, die mit Wasser verdünnt werden müssen.

• Würzen Sie viele Gerichte mit Cayennepfeffer. Er verbessert die Durchblutung von Haut und Muskeln, wirkt außerdem schmerzstillend.

Muskelkrampf

• Ein Muskelkrampf ist in den meisten Fällen die Folge von einer massiven Austrocknung des Körpers. Das geschieht, wenn man zu wenig getrunken hat. Ein Alarmzeichen dafür: Wenn man jedes Mal beim Sport so einen Krampf bekommt. Ideal: Trinken Sie 90 Minuten vor dem Training einen halben Liter Mineralwasser. Während der sportlichen Tätigkeit nehmen Sie alle zehn Minuten einen kräftigen Schluck Mineralwasser aus der Flasche.

EXTRA-TIPP

Wenn Sie sich eine Muskelentzündung eingehandelt haben, dann verrühren Sie Heilerde und kaltes Wasser zu einem Brei und bestreichen damit die schmerzende Muskelpartie. Oder Sie tauchen ein Leinentuch in puren Apfelessig, wringen es etwas aus und legen es auf.

• Wenn man oft nachts einen Wadenkrampf verspürt, sollte man vorbeugen: Essen Sie Vollkornprodukte, Nüsse, Hülsenfrüchte. Sie liefern Magnesium. Essen Sie Bananen und Melonen sowie Mandarinen. Sie versorgen uns mit Kalium. Milchprodukte wie Joghurt und Käse bringen Calcium.

• Es gibt einen Trick, wie man ganz einfach den nächtlichen Wadenkrampf verhindern kann: Trinken Sie vor dem Zubettgehen ein 0,2 Liter Glas Tonicwater. Damit tanken Sie Chinin, ein Alkaloid aus der Chinarinde, das in der Medizin gegen Beinkrämpfe eingesetzt wird.

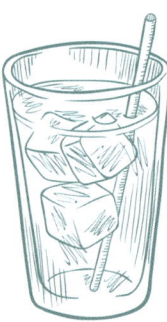

• Tauchen Sie einen Frotteewaschlappen in heißes Wasser und legen Sie ihn auf den schmerzenden, verhärteten Muskel. Dadurch wird der Krampf gelöst, die Durchblutung verbessert.

• Wenn nachts der Krampf kommt, raus aus dem Bett. Treten Sie mit der Fußsohle des betroffenen Beins fest gegen die Wand und drücken Sie ein paar Minuten fest dagegen.

• Reiben Sie beide Waden kräftig mit einem Frotteehandtuch ab und massieren Sie die Haut mit einer guten Salbe.

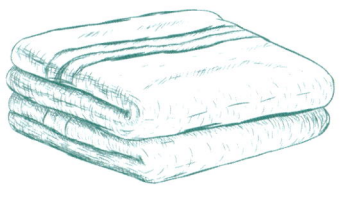

• Lassen Sie einen Teelöffel Wiesenblütenhonig im Mund zergehen.

Multiple Sklerose

• Die Behandlung der Multiplen Sklerose bleibt einzig und allein der Ärztin oder dem Arzt vorbehalten. Allerdings berichten Patienten: Sie erzielen eine bessere Lebensqualität, wenn Sie jeden Tag eine Flasche Brottrunk trinken, der zur Hälfte mit Wasser verdünnt werden muss. Für den Brottrunk werden Hafer, Roggen und Weizen in Bioqualität als Vollkorn angebaut und geerntet. Die drei Getreide werden ohne Gewürze und ohne Salz zu Brot verbacken, in kleine Stücke geschnitten und in Spezialtanks vergoren, wobei der entstehende Alkohol abgezogen und entfernt wird. Das Geheimnis der Wirkung des Brottrunks sind B-Vitamine, Aminosäuren und Brotsäurebakterien, eine spezielle Form der Milchsäurebakterien.

Gelenkschmerzen

• Wenn Sie in einem Gelenk oder in mehreren Gelenken anhaltende Schmerzen verspüren, dann sollten Sie Ihre Ernährung der Situation anpassen. Verzichten Sie auf Fleisch. Es enthält Arachidonsäure. Sie fördert Entzündungen in den Gelenken. Konsumieren Sie Naturprodukte, die Entzündungen lindern und bekämpfen. Dazu gehören Bohnen, Knoblauch, Oliven, Mais, Zwiebeln, Pflanzenöle. Und wissen Sie, warum man bei Gelenkschmerzen Sojaprodukte, Spargel, Knoblauch und Pilze essen sollte? In allem ist das Spurenelement Selen enthalten. Das fördert die Produktion der schützenden Gelenksflüssigkeit.

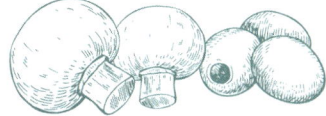

• Genießen Sie frische, reife Erdbeeren. Sie enthalten das natürliche Antischmerzmittel Methylsalicylsäure. Man muss zehn Stück essen, um eine Wirkung zu verspüren. Übrigens: Es funktioniert auch mit Erdbeeren aus dem Tiefkühlschrank.

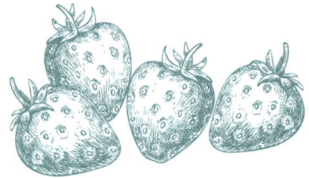

• Legen Sie nachts im Bett einen Leinensack, in den Sie getrocknete Kräuter hineingegeben haben, auf das betroffene Gelenk: Thymian, Salbei und Ysop.

Gelenkentzündung

• Wenn von der ersten Untersuchung feststeht, dass es sich um eine Entzündung des Gelenks handelt, kann man mit Ärztin oder Arzt darüber sprechen, was man unterstützend von sich aus machen kann. Zum Beispiel dreimal am Tag eine Tasse Kräutertee trinken. Ideal ist Arnikatee. Aber Vorsicht: Manche Menschen reagieren allergisch auf Arnika.

• Steigen Sie auf vegetarische Ernährung um. Besprechen Sie diese Entscheidung mit Ihrer Ärztin oder mit dem Arzt. Also: kein Fleisch, keine Eier, keine Weißmehlprodukte, kein weißer Zucker. Anstelle von Fleisch wartet auf Sie köstlicher Fisch wie Hering, Lachs, Makrele sowie heimischer Saibling. Sie enthalten reichlich Omega-3-Fettsäuren. Und die sind für die Gelenke sehr wichtig. Sie bekämpfen die Entzündung.

• Wenn Sie entzündete Gelenke haben, sollten Sie täglich frisches Obst und Gemüse konsumieren, damit der ganze Körper mit genügend Vitaminen, Mineralstoffen, Spurenelementen, Bioflavonoiden und Ballaststoffen versorgt wird.

Arthritis

• Bei einer akuten Entzündung eines Gelenks kann man die medizinische Therapie unterstützen. Essen Sie einige Zeit eine Scheibe Vollkornbrot mit sehr wenig Butter, belegt mit hauchdünnen Scheiben von zwei geschälten Knoblauchzehen.

Arthrose

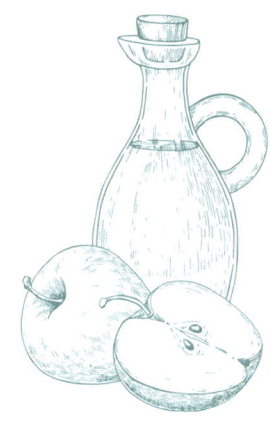

• Wenn Sie an einer Arthrose – einer chronischen Gelenksveränderung – leiden, dann haben Sie vielleicht das Bedürfnis, unterstützend zur medizinischen Behandlung selbst etwas zu tun. Nehmen Sie ab, damit Ihre Gelenke nicht so schwer zu tragen haben.

• Schneiden Sie eine gut gewaschene und geschälte Selleriewurzel in kleine Stücke. 15 bis 20 Gramm davon geben Sie in einen kleinen Kochtopf und gießen einen Viertelliter Wasser darüber. Einmal aufkochen, fünf Minuten ziehen lassen, durchseihen. Süßen Sie das Selleriewasser mit etwas Honig. Trinken Sie jeweils zwei Tassen am Tag. Jeder Aufguss muss frisch zubereitet werden. Und wenn Sie das geringste Problem mit Ihren Nieren haben, dann vergessen Sie dieses Rezept.

• Mischen Sie ein Teil Apfelessig und sieben Teile Wasser, tauchen Sie einen Frotteewaschlappen ein, wringen Sie ihn ein wenig aus und reiben Sie damit das schmerzende Gelenk ein.

• Sie sollten in Ihre Ernährung gezielt Naturprodukte einbauen, die reich an Vitamin E sind: Vollkornprodukte, Butter, Sonnenblumenöl, Olivenöl, Sojaöl, Mandeln, Walnüsse, hochwertige Margarine, Eier.

• Die einfache Lösung: Wenn der plötzliche Arthritisschmerz kommt, können Sie schnell eingreifen. Nehmen Sie einen Esslöffel Weizenkeimöl in den Mund und lassen Sie das Öl, das viel Vitamin E enthält, langsam auf der Zunge zergehen.

• Damit Sie die elastische Knorpelschicht in den Gelenken stärken, raten manche Ärzte zu einem Ernährungstrick, der allerdings umstritten ist: Konsumieren Sie Speisen mit Aspik und Sülze. Zum Beispiel Fisch in Aspik oder gekochte Schweinefüße. In der Vergangenheit war diese Maßnahme üblich.

• Bauen Sie in Ihren Speiseplan Produkte ein, die die Vitamine E, C und Beta-Carotin enthalten. Dazu gehören Brokkoli, Kohlgemüse, grünes Blattgemüse, Kürbis, Karotten (Möhren) und blaue Trauben. Sie können das Fortschreiten der Arthrose bremsen und mitunter sogar stoppen. Es handelt sich bei all diesen Produkten um sogenannte hochwertige Antioxidantien.

EXTRA-TIPP

Sehr hilfreich bei Arthrose ist folgender Umschlag: Mischen Sie in eine Tasse heißes Wasser jeweils ein paar Tropfen Lavendelöl und Rosmarinöl. Gut umrühren. Dann geben Sie von diesem Öl-Wasser-Gemisch 15 Tropfen auf ein feuchtes Wolltuch und binden dieses um das schmerzende Gelenk. Lavendel und Rosmarin sollten 15 Minuten einwirken.

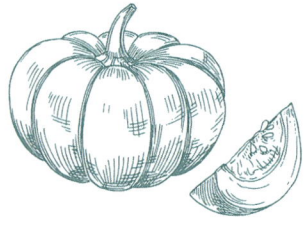

• Achten Sie auf die nötige Zufuhr vom Mineralstoff Calcium. Der Körper benötigt täglich 1000 Milligramm Calcium. Dazu tragen Milchprodukte wie Käse und Naturjoghurt bei. Sie sind für viele von uns besser verdaulich als Milch.

• Verzehren sie mehr Fisch als Fleisch. Die Gelenke freuen sich ganz besonders über Lachs auf dem Teller, weil die Omega-3-Fettsäuren im Meeresfisch den Gelenken gut tun. Sie bekämpfen Entzündungen.

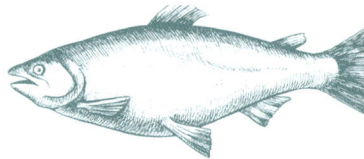

• Sinnvoll ist es, wenn man einen Teelöffel Kurkumagewürz in eine Tasse warme Milch einrührt und langsam trinkt. Am besten zwei- bis dreimal am Tag. Ihre Arthrosegelenke werden Ihnen dankbar sein.

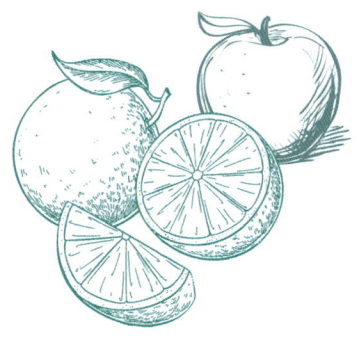

• Legen Sie heiße, feuchte Tücher auf die schmerzende Körperstelle.

• Sinnvoll ist es auch, die Stelle mit einer bewährten Rheumasalbe zu versorgen.

• Nehmen Sie jeden Abend ein sehr warmes Fußbad. Ein weiterer Beweis: Wärme tut in den meisten Fällen bei Rheuma gut.

Rheuma

• Holen Sie sich aus dem Supermarkt reichlich Naturprodukte mit einem hohen Gehalt an Vitamin C. Dazu gehören Kiwis, Orangen, Mandarinen, Äpfel, Zitronen, frische Petersilie, grüne, rote und gelbe Paprikaschoten, Hagebuttentee.

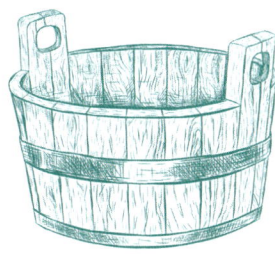

• Sie sollten aber auch Vitamin E tanken. Am besten mit Vollkorngerichten, Weizenkeimöl, mit Nüssen und Sojaprodukten.

• Es gibt sehr viele verschiedene Arten von Rheuma. In jedem Fall sollten Sie Übergewicht vermeiden und sich möglichst fleischlos und vollwertig ernähren. Fisch und Milchprodukte sind meist kein Problem. Sprechen Sie mit Ihrer Ärztin oder Ihrem Arzt und klären Sie, was für Sie persönlich die beste Ernährung ist.

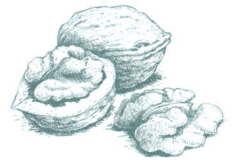

Seitenstechen

• Wenn Sie unterwegs sind – zum Beispiel beim Einkauf im Supermarkt – und eben erst laufen oder schnell gehen mussten, kann es sein, dass Sie von einem schmerzhaften Seitenstechen überrascht werden. Beugen Sie sich zwei- oder dreimal ganz tief bis zum Boden hinunter. Lassen Sie dabei die Arme herabhängen. Wenn Sie sich nach zehn Sekunden wieder ganz aufrichten, atmen Sie dabei durch.

• Wenn Sie wieder zu Hause sind, tauchen Sie ein Leinentuch in sehr warmes Wasser, wringen es aus und legen es um die Brust. Darüber ein trockenes Leinentuch und darüber ein trockenes Wolltuch. Der Wickel soll 15 Minuten einwirken.

• Wenn Sie zu Seitenstechen neigen, sollten Sie immer wieder einen speziellen Tee trinken: Kaufen Sie im Supermarkt die Gewürze Kümmel, Fenchel, Anis und Thymian. Mischen Sie die vier zu gleichen Teilen. Zwei gehäufte Teelöffel davon werden mit einer Tasse kaltem Wasser kurz angesetzt und müssen dann drei Minuten kochen. Danach durchseihen, in eine Thermoskanne gießen und vor jeder Mahlzeit drei Esslöffel einnehmen.

EXTRA-TIPP

Wer große Portionen konsumiert und damit zu viel Energie zuführt, läuft Gefahr, dass es oft zu Gichtanfällen kommt. Es ist daher wichtig, dass man ein Normalgewicht anstrebt oder erhält. Aber bitte nicht fasten. Damit kann erst recht ein Gichtanfall ausgelöst werden. Besser langsam und dauerhaft durch kleinere Mengen abnehmen.

Gicht

• Legen Sie eine heiße, zerdrückte Pellkartoffel (gedämpfte Kartoffel) auf die schmerzende Stelle, solange Sie sich dabei wohl fühlen.

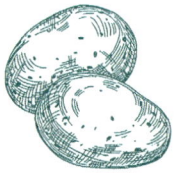

• Sie sollten in der Freizeit so oft wie möglich schwimmen. Ideal ist Rückenschwimmen.

• Legen Sie rohe Weißkohlblätter (Krautblätter) auf ein Nudelbrett und walzen Sie einige Blätter so fest mit einem Nudelholz aus, bis Saft austritt. Dann legen Sie die nassen Blätter auf die schmerzende Gichtstelle und binden ein Tuch darüber. Lassen Sie die Inhaltsstoffe der Kohlblätter etwa 15 Minuten einwirken.

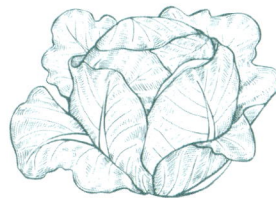

• Halten Sie die schmerzenden Gelenke unter kaltes, fließendes Wasser. Aber nicht länger als zwei Minuten.

• Verzichten Sie einige Zeit auf Fleisch, Alkohol, auf starken Bohnenkaffee und Schokolade.

• Reiben Sie eine Meerrettichwurzel ganz fein. Ein Teelöffel davon wird mit einer Tasse Wasser aufgekocht und muss danach zehn Minuten ziehen. Dann durchseihen. Man trinkt zehn Tage lang jeden Morgen eine Tasse auf nüchternen Magen.

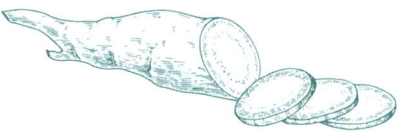

• Ein uraltes Rezept aus bäuerlichem Milieu lautet: Mischen Sie zimmerwarmen Quark (Topfen), fein gehackte Zwiebel und etwas Schweinefett (Schweineschmalz) zu einem dicken Brei und binden Sie diese Mixtur mit einem Tuch an die schmerzende Stelle.

• Wichtig für den Einkauf im Supermarkt: Der tägliche Eiweißanteil am Essen sollte 15 Prozent nicht übersteigen. Ein hoher Puringehalt ist zu vermeiden. Weniger Purine findet man in der Seezunge, im Heilbutt sowie in der Scholle. Beim Fleisch gilt: Je mehr Fett, desto mehr Purine. Kochen ist günstiger als Braten, wenn das Kochwasser weggegossen wird. Gehen Sie sparsam mit Milchprodukten um.

EXTRA-TIPP

Stellen Sie selbst Ihre eigene Rheumalotion her: Ein Achtelliter kaltgepresstes Olivenöl und ein Achtelliter Salmiakgeist werden gemischt. Vor dem Einmassieren kräftig schütteln.

• Große Vorsicht bei alkoholischen Getränken. Gichtanfälle treten sehr oft nach einem durchzechten Abend auf.

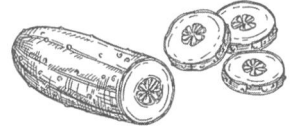

• Bei erhöhten Harnsäurewerten und bei der Diagnose Gicht sollte viel Wasser getrunken werden. Mehr als zwei Liter am Tag.

Radieschen, Paprika, Sauerkraut, Kartoffeln, alle Obstsorten frisch und roh, Vollkorngetreide, Mineralwasser.

• Was Sie nicht essen sollten: sämtliche Innereien, fettes Fleisch, zu viel Fette und Öle, fette Milch, Fleischextrakte und Hefeprodukte.

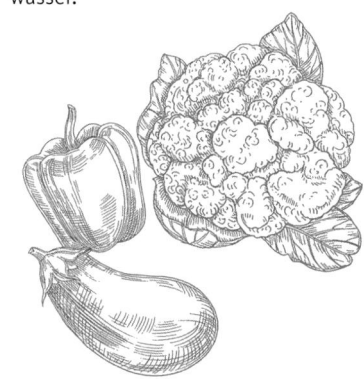

• Folgende Produkte sind zu empfehlen: magere Milchprodukte, drei Eier pro Woche, Salate, die Gemüsearten Gurken, Möhren (Karotten), Rettich, Zwiebeln, Auberginen (Melanzani), Kohl (Kraut), Kohlrabi, Zucchini, Tomaten,

15. Wenn der Stoffwechsel den Stoff nicht richtig wechselt

Diabetes

• Ein für alle Mal: Diabetes ist keine Krankheit. Diabetes ist eine Stoffwechselstörung. Daher ist es besser, man spricht nicht von der Zuckerkrankheit. Man sollte gemeinsam mit der Ärztin oder mit dem Arzt ein modernes Diabetesprogramm durchführen. Mit bester Lebensqualität.

• Ein klassisches Rezept aus alter Zeit, das aber bis heute angewendet wird und das daher in die Supermarkt-Apotheke passt. Setzen Sie 150 Gramm frische grüne oder getrocknete Bohnenschalen (Fisolenschalen) mit eineinviertel Liter kaltem Wasser an. Zwölf Stunden stehen lassen. Dann wird das Ganze so lange in einem Topf gekocht, bis ein halber Liter Bohnenschalenschleim daraus geworden ist. Diesen Schleim trinken Sie in kleinen Schlucken über den Tag verteilt. Eine komplette Bohnenschalenkur dauert drei Wochen.

• Trinken Sie als Durstlöscher Kombuchatee, ein Produkt aus dem Kombuchapilz, besser gesagt aus einer Flechte. Bei den Gärvorgängen entstehen wertvolle Wirkstoffe zur Verbesserung der Lebensqualität. Essen Sie besser rohes Gemüse anstelle von Obst.

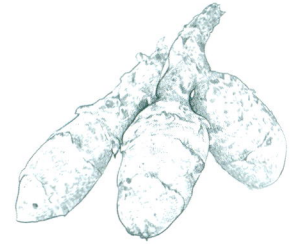

• Bauen Sie Speisen mit Topinambur in Ihren Essensplan ein. Dieses Wurzelgemüse wird bei uns immer beliebter und ist ideal für Diabetiker.

• Verwenden Sie bei der Zubereitung von Speisen so oft es passt Zwiebeln und Artischocken.

• Das beste Getränk zum Durstlöschen ist für den Diabetiker das Mineralwasser. Da gibt es im Supermarkt eine riesengroße Auswahl. Ein natriumarmes und calciumreiches Mineralwasser ist besonders empfehlenswert.

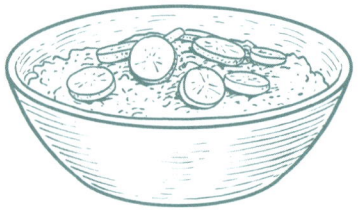

• Wenn Sie gern und oft Müsli essen, dann kaufen Sie am besten eine Mischung verschiedener Vollwertflocken, aber unbedingt ohne Zucker und ohne Honig. Es genügt für den süßen Geschmack, wenn ganz klein geschnittene Trockenfrüchte dabei sind.

Übergewicht

• Führen Sie pro Woche ein bis zwei Rohkosttage ein. Eine Diät niemals ohne medizinische Begleitung durchführen. Machen Sie keine einseitigen, extremen Gewaltkuren, welche die Gesundheit schädigen. Hände weg davon. Also heißt es: mit einfachen Tricks das Übergewicht abbauen und vor allem dafür sorgen, dass man nicht noch mehr zunimmt.

• Lassen Sie den Zucker weg. Nichts süßen, keine Desserts naschen.

• Reduzieren Sie das Fett: ganz wenig Butter oder Margarine aufs Brot streichen. Käse direkt aufs Brot legen. Die Fettränder beim Fleisch wegschneiden.

• Halten Sie sich an das Sprichwort: Frühstück wie ein König, Mittagessen wie ein Bürger, Abendessen wie ein Bettler.

• Essen Sie öfter mal als Hauptmahlzeit mittags eine große Schüssel Salat und sonst nichts.

• Verzichten Sie auf Weißgebäck. Essen Sie nur Vollkornbrot. Diese Kohlenhydrate gelangen langsam in den Körper.

• Essen Sie vor jeder Mahlzeit entweder zwei bis drei Äpfel oder eine halbe Zucker- oder Honigmelone. Damit liefern Sie dem Organismus reichlich Vitalstoffe, wenig Kalorien und füllen den Magen, sodass Sie danach nicht mehr so viel essen können. Vorsicht: nur ein Apfel macht hungrig.

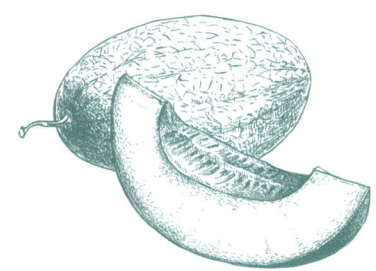

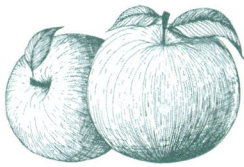

toffeln (gedämpfte Kartoffeln) mit ganz wenig Kräuterquark (Kräutertopfen). Trinken Sie täglich zwei bis drei Liter stilles Mineralwasser oder ungesüßten Kräutertee.

• Trinken Sie vor jeder Mahlzeit einen Achtelliter Rettichsaft aus biologischem Anbau in kleinen Schlucken und langsam. Der hohe Gehalt an Senfölen aktiviert die Gallentätigkeit und damit die Fettverdauung.

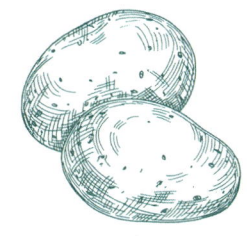

• Oder essen Sie nach der Mahlzeit fünf Radieschen. Sie wirken wie eine Abspeckpille, binden einen Teil des Fettes aus der Mahlzeit und führen es über den Darm ab.

• Die einfachste Entschlackungskur, jeweils Sonnabend (Samstag) und Sonntag ist die Pellkartoffelkur. Essen Sie jeden Tag ausschließlich ein bis eineinhalb Kilogramm Pellkar-

• Das einfachste Abspeckrezept für zu Hause, immer nur an einem Tag erlaubt: der Quarktag (Topfentag). Morgens nur einen Becher Joghurt und zwei Tassen Kräutertee. Mittags 250 Gramm Magerquark mit frischen, gehackten Kräutern. Abends die gleiche Portion – schaumig geschlagen – mit kleingeschnittenen frischen Früchten.

• Jeden Bissen 30- bis 50-mal bewusst kauen. Dann ist man schneller satt. Es bildet sich mehr Speichel, die Nahrungsmasse bekommt mehr Volumen.

• Niemals hungrig zu einer Einladung oder zum Einkaufen gehen.

• Nicht zu viel Vorräte im Kühlschrank halten.

• Gehen Sie regelmäßig chinesisch essen, aber mit Stäbchen. Damit essen Sie weniger, werden schneller satt, denn Sie brauchen zum Essen viel länger.

• Niemals während des Fernsehens essen. Da hat man keine Kontrolle über die aufgenommene Nahrung. Bei einem spannenden Krimi oder Fußballspiel futtert man dreimal so viel.

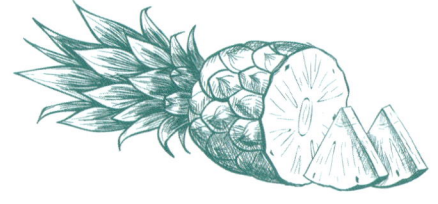

• Mehrmals am Tag eine Grapefruit essen. Da gibt es zwei Effekte: Die Bitterstoffe bremsen den Appetit und Enzyme helfen Fettdepots aufzulösen. In den USA beliebt als Diätbegleiter: der Grapefruitsaft. Vorsicht: Wer zu Nierensteinen neigt, muss auf Grapefruits verzichten.

• Pfarrer Kneipp kannte bereits den Wassertrick: Man trinkt zu jeder vollen Stunde einen Viertelliter Wasser, eventuell mit ein paar Tropfen Zitronensaft.

• Jeden Tag zwei Handvoll frische Kresse roh essen: im Salat, auf dem Butterbrot. Sie liefert das Spurenelement Chrom. Und dieses steuert einen harmonischen Fettstoffwechsel, reguliert das Sättigungsgefühl.

• Über den Tag verteilt eine frische Ananas essen. Das Enzym Bromelain bremst den Hunger.

• Wählen Sie zu Hause einen fixen Essplatz und nehmen Sie ausschließlich dort Ihre Mahlzeiten ein. Sie verhindern damit, dass Sie im Gehen oder Stehen essen, denn dabei wird die Mahlzeit vom

Organismus nicht als vollkommen anerkannt und er verlangt bald danach wieder nach Essen.

• Essen Sie wirklich nur dann, wenn Sie Hunger haben. Und hören Sie auf, wenn Sie satt sind. Verwechseln Sie niemals Appetit mit Hunger.

• Genießen Sie von verlockenden, kalorienreichen Speisen so wenig wie möglich. Aber verzichten Sie nicht ganz darauf. Sonst bauen Sie in sich einen Frust auf, der im Endeffekt die Immunkraft schwächt.

• Tauschen Sie fette Lebensmittel durch weniger fette aus, die aber ähnlich schmecken: Biskuitroulade statt Sahnetorte, Buttermilch statt Sauermilch, fettarmen Joghurt statt Joghurt mit drei Prozent Fett, Frischkäse mit Halbfettstufe statt Frischkäse mit Doppelrahmstufe, Reiswaffel statt Kekse, Senf statt Mayonnaise, Spaghetti mit Tomatensoße statt Spaghetti Carbonara, Schokopudding statt Schokolade, ein Vier-Minuten-Ei an Stelle von Rührei (Eierspeise).

• Wählen Sie bei einer Party Wasser, Kaffee oder Tee. Alkohol hat viele Kalorien.

EXTRA-TIPP

Es gibt fürs Abnehmen einen ganz einfachen Trick. Geben Sie alte Kleidungsstücke nicht weg. Probieren Sie sie immer wieder an. Die werden Ihnen nicht mehr passen. Diese Tatsache ist ein riesiger Ansporn fürs Abnehmen.

• Lassen Sie zu Hause Speisen nicht offen sichtbar herumstehen. Das verleitet zum Essen.

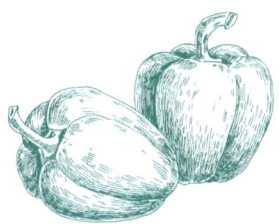

• Wenn Sie beim Fernsehen Lust aufs Knabbern haben, dann greifen Sie zu schmalen Möhrenstreifen (Karottenstreifen) oder zu in dünne Streifen geschnittenen Paprikaschoten in allen Farben: grün, gelb, rot.

• Verdünnen Sie Fruchtsäfte oder Gemüsesäfte immer mit Mineralwasser.

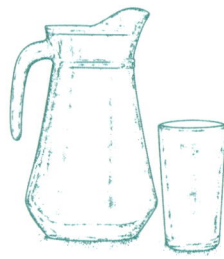

• Kleine Teller mit kleinen Portionen wirken psychologisch besser als große Teller mit kleinen Portionen.

• Ruhige Musik beim Essen macht schneller satt. Heiße Rhythmen hingegen verleiten zu mehr Essen. Die Farben Blau und Violett hemmen den Appetit. Grau macht am schnellsten satt. Denken Sie daran, wenn Sie Teller, Schüsseln und Servietten einkaufen.

• Sind Sie ein gieriger Esser und Schlinger? Dann spielen Sie während der Mahlzeiten Linkshänder: Nehmen Sie Gabel oder Löffel in die linke Hand. Sie haben mehr Mühe, essen langsamer und sind eher satt.

Untergewicht

• Beginnen Sie jeden Tag mit Haferflocken: entweder mit einer Haferflockensuppe oder mit Haferflocken als Basis für ein Müsli. Sie nehmen damit nicht nur wertvolle Stoffe fürs Zunehmen auf, sondern auch Kräfte zur Unterstützung Ihrer Immunkraft.

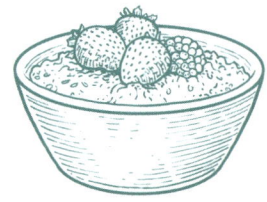

• Nehmen Sie reichlich frisches Obst und Gemüse zu sich.

• Genießen Sie den Supermarkt in Ihrer Nähe. Da gibt es so viel Köstliches zum Anschauen und zum Riechen. Es ist eine tägliche Show in allen Farben. Da meldet sich der Appetit. Großer Abschied vom Untergewicht. Reden Sie aber auch mit Ihrer Ärztin oder mit Ihrem Arzt darüber, dass Sie zunehmen wollen.

Müdigkeit und Erschöpfung

• Lassen Sie einen Teelöffel oder einen Esslöffel Honig – jeweils nach Bedarf – langsam auf der Zunge zergehen.

• Trinken Sie Mineralwasser, das reich an Magnesium ist.

• Gehen Sie im Storchenschritt in der Badewanne oder in der Duschwanne in zehn Zentimeter hohem kalten Wasser umher. Aber nur zwei Minuten lang.

• Verrühren Sie in einem Viertelliter Mineralwasser zwei Teelöffel Apfelessig und zwei Teelöffel Wiesenblütenhonig. Langsam in kleinen Schlucken trinken.

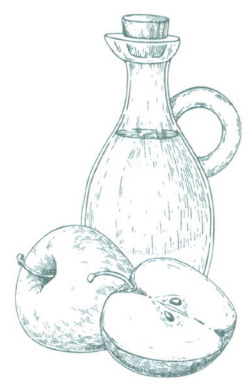

• Mischen Sie zwei gehäufte Teelöffel schwarzer Zuckerrübenmelasse mit vier Teelöffeln Apfelessig und sechs Teelöffeln Honig. Davon nimmt man bei starker Erschöpfung einen Teelöffel.

• Trinken Sie mehrmals am Tag ein Schnapsgläschen Sanddornsaft oder Sauerkrautsaft.

• Verquirlen Sie ein ganzes rohes Bioei mit einem Teelöffel Traubenzucker in einem Viertelliter Rotwein. Trinken Sie bei großer Erschöpfung eine Hälfte nachmittags und die andere Hälfte abends.

• Lutschen Sie längere Zeit eine geschälte Knoblauchzehe.

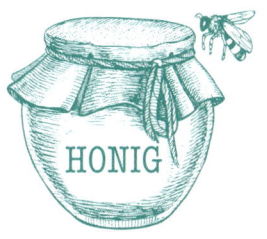

• Essen Sie Orangen, Kiwis, Paprikaschoten, rohe Petersilie. Damit versorgen Sie den Organismus mit Vitamin C.

• Nehmen Sie 20 Minuten lang ein sehr warmes Wannenbad. Bevor Sie ins Wasser steigen, verrühren Sie darin eine Handvoll Meersalz oder ganz normales Kochsalz.

• Starten Sie den Tag mit drei Esslöffeln Vollkornflocken im Teller, mit einem Becher Naturjoghurt und einem geraffelten süßen Apfel. Ideal gegen die Morgenmüdigkeit.

• Müdigkeit ist oft ein Zeichen für Eisenmangel. Konsumieren Sie daher Naturprodukte, die reich an Eisen sind: grünes Blattgemüse, wie zum Beispiel Spinat oder Mangold, Fisch, Leber, Fleisch, Vollkornprodukte.

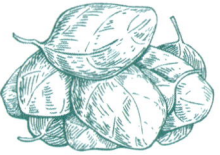

• Wenn hinter der Müdigkeit ein Jodmangel steckt, dann bitte: zwei- bis dreimal die Woche Seefisch genießen und in der Küche Jodsalz verwenden.

• Vollkorn liefert Energie und schützt vor Müdigkeit.

• Jeden Tag eine große Portion Blattsalat rot und grün: Das verhindert Müdigkeit und Erschöpfung.

• Superenergie liefert eine Scheibe Vollkornbrot mit Butter bestrichen, mit klein gehacktem Schnittlauch und gehackter Kresse bestreut oder mit fein geschnittenen Knoblauchscheiben belegt.

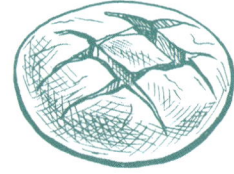

• Süßigkeiten machen noch mehr müde. Die gesunde Alternative: Joghurt und ein wenig Obst.

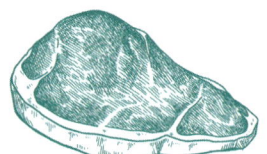

EXTRA-TIPP

Wenn Sie müde sind, können Sie das schnell ändern. Lassen Sie kaltes Wasser ins Waschbecken. Machen Sie Oberarme und Unterarme frei. Jetzt tauchen Sie beide Unterarme ins Wasser und bewegen sie hin und her. Zählen Sie dabei bis 20. Dann raus aus dem Wasser, nicht abtrocknen. Gehen Sie mit schwingenden nassen Armen im Raum hin und her, bis sie trocken sind.

• So jagen Sie die Müdigkeit am Morgen davon: Trocknen Sie nach dem Duschen die Füße und reiben Sie die Fußsohlen mit ein paar Tropfen Rosmarinöl ein. Das macht Sie putzmunter. Sie gehen ab wie eine Rakete.

• Nehmen Sie ein Wannenbad mit einem Badezusatz von Fichtennadeln, die Sie vorher gut waschen und in einem Mörser zerstoßen. Baden Sie darin etwa 30 Minuten.

• Speziell bei der Frühjahrsmüdigkeit: Kauen Sie Sonnenblumenkerne.

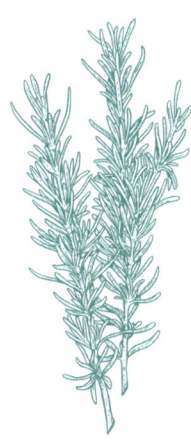

16. Wenn der Kreislauf immer wieder verrückt spielt

Bluthochdruck

• Trinken sie jeden Tag ein Glas Rote-Bete-Saft (Rote-Rüben-Saft). Eine britische Studie hat nachgewiesen: Damit kann man den Blutdruck – vor allem den etwas erhöhten – gut in den Griff bekommen. Macht man eine Saftpause von einigen Tagen, dann steigt der Blutdruck wieder.

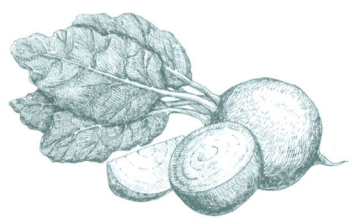

• Werden Sie zum Knoblauchfan. Essen Sie jeden Tag drei rohe, geschälte Knoblauchzehen. Der Blutdruck und das Cholesterin werden sinken. Aber Sie werden aufgrund des Knoblauchgeruchs sehr einsam sein. Wenn Sie aber etwas frische Petersilie und frische Salbeiblätter zerkauen, ist vom Knoblauch nicht mehr viel zu riechen.

• Gehen Sie sparsam mit Salz um. Sie dürfen im Grunde genommen täglich nur fünf bis sechs Gramm zu sich nehmen. Die Salzmenge, die wir konsumieren, ist oft versteckt in Fertiggerichten, im Brot und in Fertigsuppen. Essen Sie reichlich Obst und Gemüse, am besten wie es die Weltgesundheitsorganisation (WHO) und die deutsche und österreichische Ernährungsgesellschaft empfehlen: fünfmal am Tag, jeweils, was in eine Hand geht.

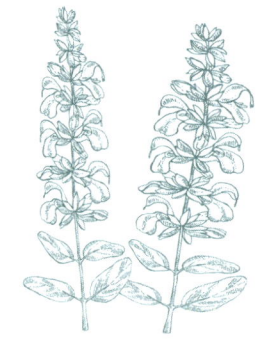

• Essen Sie – so oft Sie die Gelegenheit haben – Haferflocken. Sie enthalten Ballaststoffe, die den Blutdruck und das Cholesterin senken: die Beta-Glucane. Außerdem liefern Sie das Spurenelement Zink, wichtig als Baustein für die Immunkraft.

• Wenn Sie Übergewicht haben, halten Sie sich immer vor Augen: Mit jedem Kilo, das Sie abnehmen, sinkt auch der zu hohe Blutdruck.

• Sie können den Blutdruck auch mit Sport senken. Ideal: Spazierengehen, Wandern, Radfahren, Schwimmen. Ziehen Sie sich aber auch zeitweise zurück und genießen Sie die Ruhe. Die hat einen großen positiven Einfluss auf den Blutdruck.

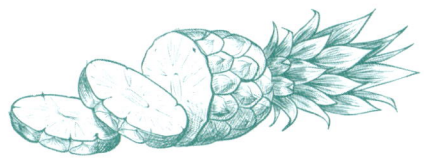

• Trinken Sie jeden Tag ein Glas frischen Ananassaft oder essen Sie eine reife Ananas.

• Es tut dem Blutdruck gut, wenn Sie bei der Zubereitung von Speisen Zwiebeln verwenden.

Niedriger Blutdruck

• Essen Sie jeden Tag einen Becher Naturjoghurt und genießen Sie Käse.

• Sie dürfen öfter eine Tasse Bohnenkaffee mehr als andere trinken. Der Blutdruck wird angehoben. Ihre Ärztin oder Ihr Arzt werden es bestätigen. Außer Sie haben eine andere gesundheitliche Störung, die das verbietet.

EXTRA-TIPP

Wenn Sie einen Heilkräutertee für einen gesunden Blutdruck suchen, gibt es zwei Möglichkeiten: Den Weißdorntee, der heiß aufgegossen wird. Interessant ist aber auch der Misteltee, der etwas Besonderes kann: Er senkt den zu hohen Blutdruck und hebt den zu niedrigen Blutdruck an. Er wird über Nacht kalt angesetzt.

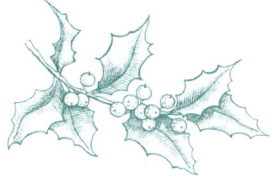

• Kauen Sie tagsüber hin und wieder die Spalte einer Biozitrone.

• Essen Sie hin und wieder eine Scheibe Vollkornbrot, dick mit Senf bestrichen.

• Nehmen Sie einen kleinen Schluck Apfelessig, lassen Sie ihn ein paar Minuten auf die Mundschleimhaut einwirken. Danach ausspucken.

• Dieses Wannenbad hebt den Blutdruck: Das Wasser soll warm, aber nicht zu heiß sein. Geben Sie einen Liter Apfelessig und zwei Esslöffel Distelöl dazu. Gut mit der Hand umrühren. Diese Mischung bringt den Blutdruck in Schwung.

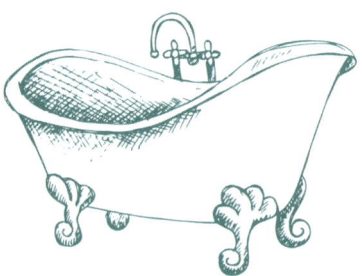

• Wenn Sie dem niedrigen Blutdruck nach oben helfen wollen, dann trinken Sie ein Glas roten Traubensaft mit einem Bioei. Gut verrühren.

• Wenn Sie sich besonders schlapp fühlen, dann essen Sie frisches, klein geschnittenes, rohes Sauerkraut. Die Menge: drei bis vier Gabeln voll. Bitte gut und intensiv kauen.

Durchblutungsstörungen

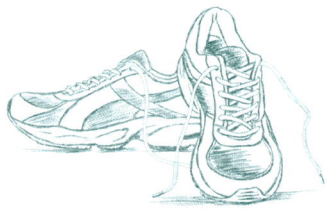

• Achten Sie darauf, dass Sie jeden Tag genügend Bewegung haben: Treiben Sie Sport, beginnen Sie schon am Morgen mit Gymnastik. Auch das Umherlaufen im Supermarkt auf der Suche nach bestimmten Lebensmitteln oder Getränken gilt als Förderung der Durchblutung.

• Nehmen Sie abends ein sehr warmes Fußbad.

• Essen Sie oft Knoblauch. Sie können selbst testen, wie sehr die tolle Knolle den Kreislauf anregt. Setzen Sie sich an einem warmen

EXTRA-TIPP

Einen zu niedrigen Blutdruck kann man mit Wechselduschen anheben. Beginnen Sie mit warmem Wasser und mit einem dicken Strahl. Zwei Minuten lang. Danach duschen Sie zehn Sekunden mit kaltem Wasser. Wiederholen Sie diese Wechselwirkung, wobei Sie immer mit kaltem Nass enden müssen.

Sommertag in den Schatten, wo Sie sich wohl fühlen. Ziehen Sie Socken, Strümpfe und Schuhe aus und reiben Sie die Fußsohlen mit einer geschälten, frischen, saftigen Knoblauchzehe ein. Jetzt lesen Sie oder machen ein Nickerchen. Nach ein bis zwei Stunden spüren Sie den Knoblauchgeschmack im Mund, meist auf der Zunge. Probieren Sie es doch einfach einmal aus.

Kreislaufstörungen

• Massieren Sie den ganzen Körper mit einer weichen Bürste.

• Bauen Sie, so oft wie möglich, rohe oder gekochte Zwiebeln in Ihren Speiseplan ein.

• Nehmen Sie ein Fußbad in sieben Liter warmem Wasser, in das Sie zuvor einen halben Liter Apfelessig gegossen haben.

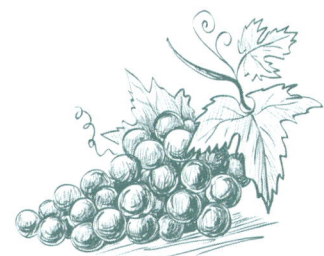

• Essen Sie Avocados, Spinat, Brokkoli, Bananen, Kartoffeln, Sellerie, Spargel, grünes Gemüse und Hülsenfrüchte. Sie alle sind reich am Mineralstoff Kalium. Und das ist wichtig für einen gesunden Kreislauf. Eine Naturkraft gegen Kreislaufstörungen ist auch das Vitamin C. Essen Sie Zitrusfrüchte, Trauben, Beeren, Paprikaschoten.

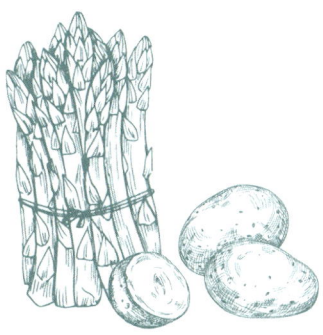

• Ersetzen Sie beim Würzen das Salz durch Hefeflocken und Petersilie.

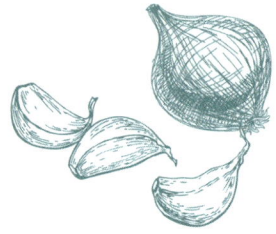

• Zerhacken Sie zwei Biozitronen mit Schale in kleine Stücke, ebenso drei Knoblauchknollen mit allen Knoblauchzehen, geschält und ebenso klein gehackt. Dazu kommt eine große Zwiebel, klein geschnitten. All diese Zutaten müssen fünf Minuten gemeinsam in einem Liter Milch kochen. Dann durchseihen. Man trinkt davon jeden Tag einen Achtelliter.

• Eine Gabel voll Sauerkraut – gut gekaut – ist eine gute Erste Hilfe bei Kreislaufstörungen.

Krampfadern

• Vermischen Sie einen Viertelliter lauwarmes Wasser mit einem Esslöffel Sahne (Schlagobers) und zwei Esslöffeln frisch gepresstem Saft einer Biozitrone. Da hinein gibt man kurz ein Leinentuch, wringt es aus und legt es um die Wade. 20 Minuten einwirken lassen. Das bringt schnelle Erleichterung.

• So oft sich die Gelegenheit bietet: Lagern Sie die Beine hoch. Da kann das aufgestaute Blut in den Venen besser abfließen.

• Massieren Sie die Beine immer von unten nach oben. Verwenden Sie für die Massage kaltgepresstes Olivenöl.

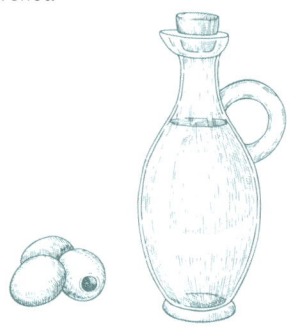

• Wenn die Beine schwer und angeschwollen sind: Verrühren Sie zimmerwarmen Quark (Topfen) mit etwas Buttermilch zu einem Brei und legen ihn auf die schmerzenden Stellen an den Beinen. Dann werden die Beine mit einem trockenen Tuch umwickelt. Lassen Sie die Quark-Buttermilch-Auflage einwirken, so lange Sie sich dabei wohl fühlen.

• Langes Stehen und langes Sitzen tut den Krampfadern nicht gut. Wenn die Ärztin oder der Arzt das Tragen von Kompressionsstrümpfen empfehlen, dann tun sie das bitte auch.

• Ideale Sportarten: Wandern, Schwimmen, Radfahren. Dabei werden die Wadenmuskeln stark und transportieren das Abfließen des Venenblutes. Das erreicht man auch mit häufigem Treppensteigen. Sollte Ihr Supermarkt eine Rolltreppe oder einen Lift haben: Nutzen Sie beide Möglichkeiten nicht. Gehen Sie zu Fuß die Treppe auf und ab. Die Venen werden es Ihnen danken.

• Meiden Sie Saunabesuche, heiße Fußbäder. Schützen Sie die Beine vor starker Sonnenbestrahlung.

• Bauen Sie immer wieder Tage ein, an denen Sie vorwiegend Rohkost zu sich nehmen.

• Massieren Sie die Beine mit Ringelblumensalbe. Sie können ein wenig Honig dazu mischen. Wollen Sie die Ringelblumensalbe selbst herstellen? Ich habe für Sie zwei Möglichkeiten. Hier das Rezept Nummer 1: Man erhitzt 500 Gramm Schweineschmalz in einem Topf. Sechs Handvoll Ringelblumenblüten werden nun bei mäßiger Hitze 30

EXTRA-TIPP

Der Kreislauf und speziell die Adern fühlen sich wohl, wenn man oft Kneippanwendungen tätigt: ein kaltes Fußbad, Wassertreten, kalter Knieguss.

Minuten lang in das Fett eingerührt. Das Fett darf nicht rauchen und nicht braun werden. Danach müssen die Blüten sechs Stunden bei 50 Grad Celsius ziehen. Jetzt seiht man alles durch ein Tuch, füllt die noch flüssige Salbe in verschließbare Gläser und bewahrt sie kalt auf. Rezept Nummer 2: Frische, kleingehackte Ringelblumenblüten werden zu gleichen Teilen mit Butter verrührt. Einmal aufkochen lassen, durchseihen und die Salbe in Tiegel gießen.

• Vorsicht: Die Antibabypille für Frauen und Krampfadern sind eine gefährliche Kombination. Ebenso die Pille und Rauchen.

• Zur Erleichterung und Behandlung bei Krampfadern wenden Sie folgendes Rezept an: Tauchen Sie ein Paar Wollstrümpfe in zwei Liter kaltes Wasser, in das Sie zuvor einen halben Liter Apfelessig verrührt haben. Holen Sie die Strümpfe aus dem Essigwasser, drücken Sie diese leicht aus und ziehen sie über. Darüber ziehen Sie trockene Socken oder Strümpfe an und verbringen die Nacht damit.

Blutarmut

• Greifen Sie zu Nahrungsmitteln, die Eisen enthalten. Das sind Kürbiskerne, Sprossen, Herz, Leber, Muscheln, Pilze, Vollkornbrot, Nüsse, Trockenfrüchte, Erbsen, Bohnen, Linsen. Eine gute Eisenquelle sind auch Rind- und Putenfleisch sowie frischer Thunfisch. Sie enthalten den roten Blutfarbstoff (Hämoglobin) und das darin gebundene Eisen kann der Körper besonders gut aufnehmen. Eisen aus pflanzlichen Lebensmitteln ist meist schlechter verwertbar. Die Aufnahme von Vitamin C über frisches Obst hilft dabei, das Eisen besser aufzunehmen.

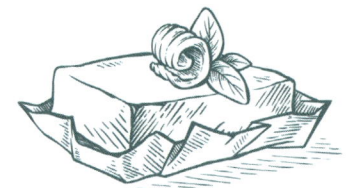

• Genießen Sie – so oft Sie das mögen – eine Scheibe Vollkornbrot mit etwas Butter, dick belegt mit klein geschnittenem frischem Schnittlauch. Er sollte kurz vorher geerntet werden. Binnen weniger Stunden ist er wirkungslos. Da Schnittlauch alle wertvollen Stoffe der Zwiebel enthält, hat ihn der legendäre österreichische Kräuterpfarrer Hermann Josef Weidinger als den »kleinen Bruder der Zwiebel« bezeichnet.

• Essen Sie jeden Tag zwei Äpfel.

• Verarbeiten Sie in der Küche häufig Buchweizen. Die Inhaltsstoffe dieses Getreides sind mit am Aufbau des Blutes beteiligt.

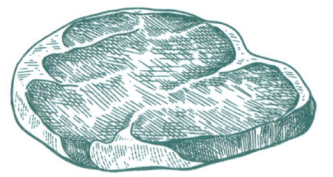

EXTRA-TIPP

Bei Schwindel handelt es sich in vielen Fällen um Durchblutungsstörungen im Kopfbereich. Die moderne Medizin verbucht viele Erfolge beim Einsatz von Präparaten aus den Blättern des Gingkobaumes. Allerdings: Die Therapie erfordert Geduld.

stilles Mineralwasser. Und setzen Sie sich hin. Bitten Sie jemand in Ihrer Nähe, dass er einen Arzt holt.

• Wenn Sie häufig einen Schwindel erleben: Sie müssen ärztlich durchgecheckt werden.

• Bei den Symptomen für einen leichten Schwindelanfall reiben Sie die Stirn sowie die Schläfen mit ein paar Tropfen Wodka ein. Nicht trinken – einreiben.

Schwindel

• Setzen Sie sich nicht in die pralle Sonne. Sobald Sie sich an einem sonnigen Tag nicht wohl fühlen, flüchten Sie in den Schatten eines Baumes oder in einen kühlen Raum.

Arteriosklerose

• Eine großangelegte Studie – die sogenannte CLASS Studie – hat im Jahr 1993 in den USA ergeben: Arteriosklerose kann durch einen Ernährungstrick verhindert, ja sogar zurückgebildet werden. Was man dafür tun muss? Ganz einfach: Viel Obst und Gemüse essen. Einen besonderen Effekt für das Jungbleiben erzielt man mit Zwiebeln, Knoblauch, Schwarzwurzeln, Sellerie, Spinat, Pellkartoffeln (gedämpfte Kartoffeln), Borretsch, Möhren (Karotten), Birnen, Äpfeln. Außerdem hat die Studie ergeben: Wer wenig Fleisch isst, hat mehr Chancen für ein langes Jungbleiben ohne belastende Verkalkung der Blutgefäße.

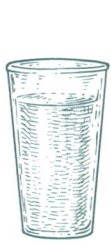
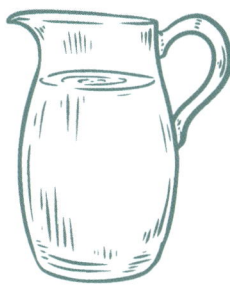

• Wenn Sie die ersten Anzeichen eines Schwindelanfalls verspüren: Trinken Sie ein kleines Glas kaltes,

• Eine andere Studie, die an der Universität von Mississippi durchgeführt wurde, hat ähnliche Ergebnisse gebracht: Die Adernverkalkung kann im Leben hinausgezögert werden, wenn man folgende Naturprodukte konsumiert: Weizenkeime, Blattgemüse und Vollkornprodukte.

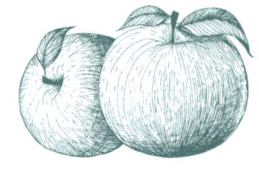

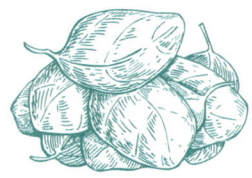

Erhöhte Cholesterinwerte

• Essen Sie nicht zu große Mengen. Meiden Sie tierische Fette. Kleine Mengen Butter sind in Ordnung. Konsumieren Sie keinen Speck und nichts Geräuchertes. Greifen Sie im Supermarkt zu frischem Obst und Gemüse.

• Es gibt Nahrungsmittel, mit denen man erhöhte Cholesterinwerte senken kann. Dazu gehört auch der Knoblauch mit dem Wirkstoff Alliin, der durch die Aufnahme von Sauerstoff – wenn man ihn kleinhackt, zerdrückt oder zerkaut – zu Allicin

umgewandelt wird. Und dieses Allicin senkt die Blutfette. Das kann aber auch das Pektin im Apfel. Man muss fünf Äpfel am Tag essen.

• Olivenöl und Rapsöl senken das Cholesterin mit ihren ungesättigten Fettsäuren. Die Omega-3-Fettsäuren in vielen Fischen haben ebenfalls einen positiven Einfluss auf das Cholesterin. Vor allem Lachs, Hering, Makrele aus dem Meer sowie der Süßwasserfisch Saibling.

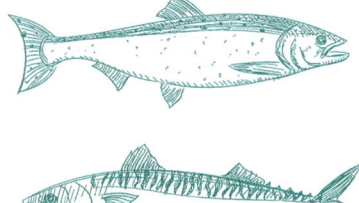

• Auch ballaststoffreiche Nahrung kann den erhöhten Cholesterinspiegel senken. Vor allem Vollkornprodukte, Hülsenfrüchte und Wurzelgemüse.

• Eiweiß und Zucker haben nach neuesten wissenschaftlichen Forschungen keinen Einfluss auf das Cholesterin. Gefährlich ist Zucker in Zusammenhang mit tierischen Fetten.

• Es gibt auch ein Getränk, das die Cholesterinwerte senkt. Es ist die Molke. Man trinkt im Rahmen einer Kur jeden Tag einen Liter.

• Das sollte man wissen: Die Substanzen Cafestol und Kahweol im Bohnenkaffee heben den Cholesterinspiegel an. Das tut der Kaffee allerdings nicht, wenn man ihn durch einen Papierfilter laufen lässt. Da bleiben die beiden Stoffe im Filter zurück.

• Es gibt Lebensmittel, die kein Cholesterin enthalten: Hirse, Cornflakes, Popcorn, Vollkorn, Eiweiß, Nüsse, Kartoffeln, Gummibärchen, Marzipan, Kaugummi.

• In den letzten Jahren haben zahlreiche Studien nachgewiesen: Das Ei ist keine Gefahr für ein Ansteigen des Cholesterins. Das Lecithin macht das Cholesterin im Ei

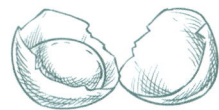

inaktiv, sodass es keinen Schaden anrichten kann. Das ist ein klarer Freispruch fürs Ei.

• Wer sehr spät abends seine Mahlzeiten einnimmt, muss damit rechnen, dass die Cholesterinwerte rapide ansteigen. Zu dem Cholesterin aus dem Essen kommt nämlich zusätzlich körpereigenes, das der Organismus abends produziert.

Offene Beine

• Bei offenen Beinen – das sind meist Krampfaderngeschwüre – muss man auf die Ernährung achten. Es sollten frisches Obst und viel Gemüse, auch rohes Gemüse gegessen werden.

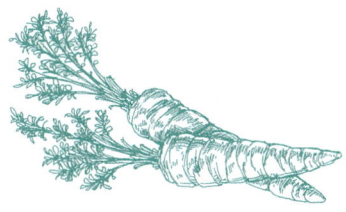

• Lagern Sie die Beine hoch und fragen die Ärztin oder den Arzt nach einem medizinischen Honigpflaster. Diese Honigtherapie wird in letzter Zeit immer häufiger eingesetzt.

Venenentzündung

• Lagern Sie die Beine hoch, so oft Sie dazu Gelegenheit haben.

• Reiben Sie die schmerzenden Stellen an den Beinen mit einer Salbe ein, die Vitamin E enthält.

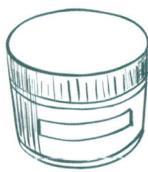

• Durch Kühlung können Sie eine Rückbildung der Entzündung unterstützen. Eine Auflage mit kaltem Quark (Topfen) kann die entzündeten Stellen kühlen. Den Quark ca. einen Zentimeter dick auftragen und mit einem Leinentuch umwickeln oder abdecken. Entfernen Sie den Quark erst, wenn er warm geworden ist.

• Stellen Sie Ihre Füße in eine große Wanne mit kaltem Wasser. Übergießen Sie dabei auch die Knie und die Waden ständig mit kaltem Wasser. Diese Wassergüße können Sie mehrmals täglich etwa

EXTRA-TIPP

Sehr hilfreich bei einer Venenentzündung ist dieses einfache Rezept: Mischen Sie zwei Liter lauwarmes Wasser mit zehn Esslöffeln Johanniskrauttinktur aus der Apotheke. Tauchen Sie ein Leinentuch ein, wringen Sie es aus und legen es auf die schmerzenden Stellen an den Beinen.

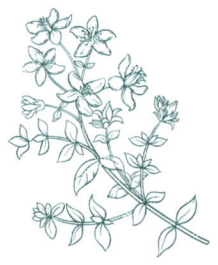

15 Minuten lang durchführen. Das lindert die Schmerzen und fördert die Heilung.

• Mit einer Venenentzündung sollten Sie sich grundsätzlich in ärztliche Behandlung begeben. Venenentzündungen können unterschiedliche Ursachen haben und müssen dementsprechend behandelt werden.

17. Die Haut des Menschen muss vieles ertragen

Blaue, schmerzende Flecken

• Machen Sie eine kalte Auflage aus einem beliebten und bekannten Gemüse. Es ist der Weißkohl (Kohl, Kraut). Brechen Sie die großen äußeren Blätter ab und waschen Sie sie gut. Legen Sie einige dieser Blätter auf ein Nudelbrett und rollen Sie sie so lange mit einem Nudelholz, bis Saft austritt.

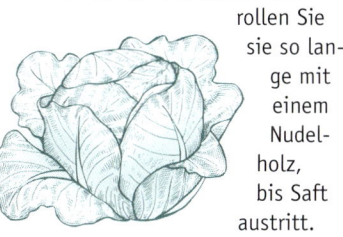

Legen Sie nun die nassen Blätter auf die Hautstelle, dort wo sich der blaue Fleck befindet, geben Sie ein trockenes Tuch darüber und binden es fest. Die kalte Auflage sollte mindestens zwei Stunden einwirken, am besten aber die ganze Nacht. Am nächsten Morgen die Haut mit lauwarmem Wasser waschen. Geben Sie ein paar Tropfen Mandarinensaft hin-

ein. Gut abtrocknen und abschließend mit ganz wenig Olivenöl sanft einreiben. Man kann den Vorgang zweimal in der Woche durchführen, solange der blaue Fleck vorhanden ist und schmerzt.

• Reiben Sie den blauen Fleck jeden Tag mit Ringelblumensalbe ein.

• Wenn die Ursache für den blauen, schmerzenden Fleck ein Bluterguss ist, dann machen Sie eine Spezialauflage. Kochen Sie Weizenschrot so lange im Wasser, bis daraus ein dicker Brei wird. Diesen Brei tragen Sie sehr warm, aber nicht zu heiß auf den blauen Hautfleck auf. Darüber wird ein trockenes Tuch gelegt. Die Auflage sollte 45 Minuten einwirken.

• Setzen Sie essigsaure Tonerde ein. Rühren Sie einen Esslöffel davon in ein Glas Wasser, tauchen ein kleines Leinentuch hinein, wringen es aus und legen es auf die betroffene Hautstelle. Die Tonerde sollte eine Stunde einwirken.

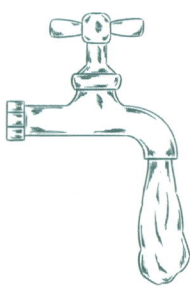

• Handelt es sich um einen Fleck, der entstanden ist, weil Sie sich irgendwo angestoßen haben, dann kühlen Sie die schmerzende Stelle. Halten Sie den blauen Fleck zehn Minuten lang unter kaltes Wasser. Dabei ziehen sich die Blutgefäße zusammen und verhindern, dass der blaue Fleck größer wird. Sie können auch einen Frotteewaschlappen auflegen, den Sie mit Eiswürfeln anfüllen. Aber nur fünf Minuten lang.

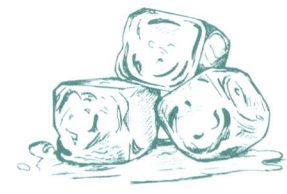

• Wenn sich im blauen Bereich eine offene Wunde befindet, dann bitte sofort zur Ärztin oder zum Arzt. Nicht selbst herumdoktern. Das ist gefährlich.

Furunkel

• Verrühren Sie geschroteten Leinsamen mit heißem Wasser zu einem Brei und tragen ihn auf. Lassen Sie ihn 30 bis 40 Minuten einwirken.

• Ernähren Sie sich mit Vollkorn: Ideal ist ein Müsli am Morgen, eine Haferflockensuppe mittags und abends Naturreis gedünstet mit Mandeln und Nüssen. Damit tanken Sie reichlich B-Vitamine.

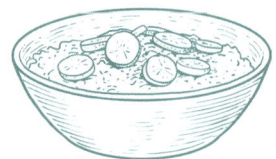

EXTRA-TIPP

Sie können den Furunkel auch mit Heilerde behandeln. Verrühren Sie vier Esslöffel Heilerde für die äußerliche Anwendung mit sehr warmem Wasser zu einem Brei und tragen diesen Brei auf ein Leinentuch auf. Dann platzieren Sie das Tuch so, dass der Brei direkt den Furunkel bedeckt. Über das nasse Leinentuch legen Sie ein trockenes Wolltuch. Die Auflage wird erneuert, sobald der Heilerdebrei kalt ist.

• Essen Sie zwischendurch jeden Tag zwei Äpfel. Entweder Sie beißen rein oder Sie raffeln die Äpfel auf einer Babyreibe.

• Der reife Furunkel muss unbedingt medizinisch versorgt werden. Man darf als Laie nicht daran herumdrücken.

• Tauchen Sie ein Leinentuch in warmes Wasser, wringen Sie es aus und legen Sie es auf den Furunkel. Die Anwendung sollte 30 Minuten dauern. Sie können das mehrmals am Tag wiederholen.

Gürtelrose

• Streichen Sie etwas Quark (Topfen) auf die erkrankten Hautstellen und lassen Sie ihn jeweils 20 Minuten einwirken.

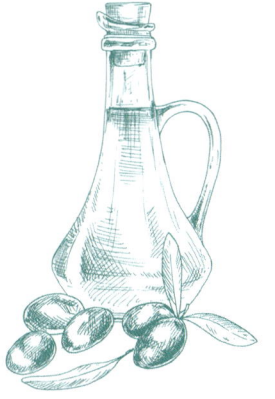

EXTRA-TIPP

Gegen die Gürtelrose können Sie sechs Wochen lang dreimal täglich zehn bis 15 Tropfen der homöopathischen Tinktur Mezereum in etwas Wasser einnehmen. Mezereum: Das ist der Saft aus den Blättern vom Heilkraut Seidelbast. Die homöopathischen Tropfen helfen vor allem dort, wo die Schmerzen auch nach Jahren immer wieder auftreten können.

• Tauchen Sie ein Wattepad in kalt gepresstes Olivenöl und betupfen Sie damit die für die Gürtelrose so typischen Bläschen auf der Haut.

• Löschen Sie Ihren Durst mit Mineralwasser, das reich am Mineralstoff Magnesium ist.

Hautentzündung

• Streichen Sie frischen Quark (Topfen) auf die entzündeten Hautstellen.

• Genießen Sie ein Wannenbad. Fügen Sie dem Badewasser fünf Liter Molke bei.

Hautjucken

• Reiben Sie nach dem Duschen und Abtrocknen den ganzen Körper mit Weizenkeimöl ein.

• Essen Sie jeden Tag einen oder zwei Becher Naturjoghurt.

• Wenn es nicht unbedingt notwendig ist: Duschen Sie einmal oder zweimal am Tag. Nicht öfter. Die Haut hat sonst Stress.

• Tragen Sie atmungsaktive und bequeme Kleidung.

• Nehmen Sie ab, wenn Sie Übergewicht haben. Das ist oft die Ursache für den Juckreiz.

• Tragen Sie Unterwäsche, Socken, Hemd und Bluse nur einmal. Dann sofort in die Wäsche.

• Bei Juckreiz im After sollten Sie für einige Zeit auf den Konsum von Zitrusfrüchten verzichten. Auch die Gewürze Chili und Cayennepfeffer können Juckreiz auslösen. Manche Menschen leiden unter Juckreiz, wenn sie zu viel Bohnenkaffee getrunken haben.

• Kaufen Sie Seifen und kosmetische Waren, die keine künstlichen und chemischen Duftstoffe enthalten. Auch dadurch kann Juckreiz auf der Haut entstehen. Feuchttücher und parfümiertes Toilettenpapier sind für Frauen und Männer mit sensibler Haut oft ebenso die Ursache von Juckreizattacken.

Insektenstiche

• Schneiden Sie eine Zwiebel in zwei Hälften. Und zwar so, dass man die Zwiebelringe sieht. Reiben Sie mit einer Schnittfläche die Stichstelle ein. Das nimmt den Schmerz und verhindert ein Anschwellen der Haut.

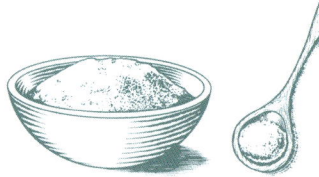

• Streuen Sie etwas Salz auf einen Waschlappen und drücken Sie das Salz mit Hilfe des Lappens auf den Einstich.

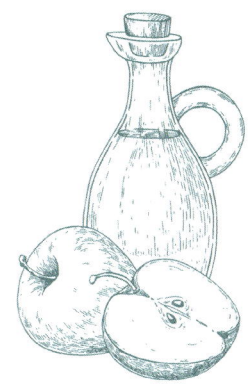

Cellulite – Orangenhaut

• Reduzieren Sie den Konsum von Salz und Zucker. Die beiden sind oft an der Orangenhaut schuld.

• Meiden Sie fettes Essen und Geräuchertes.

• Straffen Sie die Haut von innen und trinken Sie täglich zwei große Flaschen stilles Mineralwasser.

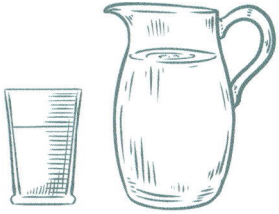

• Massieren Sie die von Cellulite betroffene Hautstellen großzügig mit Weizenkeimöl.

• Betupfen Sie die betroffene Einstichstelle mit etwas Apfelessig.

• Geben Sie etwas Spucke mit oder ohne Salz auf die Stichstelle und reiben Sie den Stich mit dem Zeigefinger ein.

• Wenn Sie beim Sport oder beim Wandern im Freien von einem Insekt gestochen werden, ist der Saft aus den Blättern eines Walnussbaums oder aus Spitzwegerichblättern eine gute Erste Hilfe. Zerquetschen Sie die Blätter mit den Fingern bis Saft austritt und bestreichen Sie damit die Einstichstelle.

• Zum Schutz vor Insektenstichen können Sie mit Rainfarn-Urtinktur aus der Apotheke Ihre Haut einreiben.

EXTRA-TIPP

Mischen Sie in einem Küchenmixer Erdbeeren, eine halbe Gurke, ein wenig Buttermilch, Quark (Topfen) und eventuell ein Eigelb von einem Bioei und tragen die Masse auf die Haut auf. 25 Minuten einwirken lassen.

• Schälen Sie eine rohe Kartoffel und schneiden Sie sie in ganz dünne Räder. Diese drücken Sie auf die betroffenen Hautstellen und lassen den Kartoffelsaft 25 Minuten einwirken. In dieser Zeit bedecken Sie die Kartoffelscheiben mit einem trockenen Leinentuch.

• Massieren Sie Meersalz in die Cellulitehaut ein. Fünf Minuten lang. Dann gründlich abduschen.

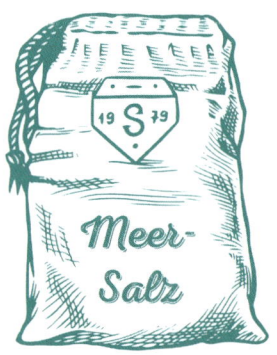

• Sie sollten die Haut grundsätzlich regelmäßig massieren oder massieren lassen.

• Essen Sie Zitrusfrüchte. Besonders wirksam sind Mandarinen. Klingt doch gut: Mandarinen gegen Orangenhaut. Sehr positiv wirken sich auch alle Beerenfrüchte aus.

Hautpickel

• Gießen Sie etwas Lavendelöl in eine kleine Schale, tauchen ein Wattestäbchen ein und betupfen einen Pickel nach dem anderen. Mehrmals und immer mit einem neuen Stäbchen.

• Sie können statt des Lavendelöls auch australisches Teebaumöl verwenden.

• Ein altes, sehr wirksames Rezept ist fast in Vergessenheit geraten: Mischen Sie einen Teil Kamillentee, drei Teile Hefe und einen Teil Leinsamen. Davon geben Sie täglich einen gehäuften Teelöffel in einen Viertelliter heiße Milch, etwas abkühlen lassen, gut umrühren und in kleinen Schlucken trinken.

Sonnenbrand

• Wenn die Haut gereizt ist und von zu viel Sonne schmerzt, dann ziehen Sie sich sofort in den Schatten zurück.

• Bereiten Sie Schwarztee aus zehn Teebeuteln zu und tauchen einen Frotteewaschlappen ein. Dann betupfen Sie damit die Haut mit dem Sonnenbrand. So lange, bis Sie eine Erleichterung verspüren.

• Wenn Ihnen das zu aufwendig ist, dann reiben sie die Haut mit Joghurt oder Quark (Topfen) ein. Manche schwören auf eine Mischung aus beiden Milchprodukten.

• Tauchen Sie ein Leinentuch in Apfelessig und legen das Tuch auf die Haut.

• Eine Alternative, wenn es schnell gehen muss: Nehmen Sie eine Aspirintablette.

Braune Haut durch die Nahrung

• Essen Sie sich braun. Wenn Sie im Sommer ganz bestimmte Naturprodukte essen, werden Sie schneller braun und die Bräune hält länger an. Dazu gehören Birnen, Feigen, Sellerie, Mandarinen, Grapefruits, Möhren (Karotten), Spinat, Kopfsalat. Sie alle vermitteln der Haut ein sanftes Braun. Außerdem wird durch das Beta-Carotin und durch Phenolsubstanzen gleichzeitig das Immunsystem unterstützt. Und Sie müssen sich nicht so lange der Sonne aussetzen.

18. Die Nerven wollen stark wie Drahtseile sein

Nervöse Schweiß- ausbrüche

• Machen Sie eine Teekur: Stellen Sie einen Liter kaltes Wasser in einem Kochtopf auf die Herdplatte und geben Sie drei gehäufte Esslöffel getrocknete Salbeiblätter dazu. Drei Minuten kochen lassen, dann durchseihen. Trinken Sie den Tee – natürlich ungesüßt – über den Tag verteilt lauwarm oder kalt. Ideal: Teilen Sie den Tee in fünf Portionen. Die Kur dauert eine Woche.

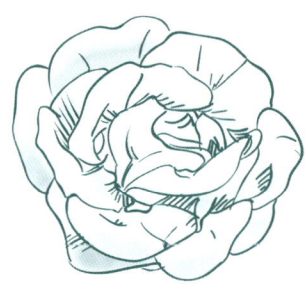

Mittelpunkt, wobei auch Rohkost eine wichtige Rolle spielt. Unbedingt gehören Blattsalate dazu. Sie liefern uns pflanzliches Eiweiß und viele sekundäre Pflanzenstoffe. Die beste Form der Kohlenhydrate sind bei nervösen Schweißausbrüchen Kartoffeln und Vollkornreis.

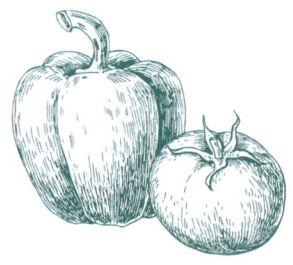

• Wenn die Nerven Phasen der Ermüdung zeigen, dann sollten Sie eine gezielte Ernährung starten. Obst und Gemüse stehen im

• Trinken Sie reichlich stilles Mineralwasser. Das sorgt dafür, dass das Blut flott durch die Adern fließt und dem Gehirn genügend Sauerstoff und Vitalstoffe zuführt. Das Gehirn stärkt auf diese Weise die Nerven. Wird bei Nervosität zu wenig getrunken, dann wird es gefährlich: Durch das Schwitzen kommt es zu einem Flüssigkeitsmangel. Es gelangen nicht genügend Sauerstoff und Vitalstoffe in die Gehirnzellen.

Gereiztheit

• Wenn Sie spüren, dass Sie gereizt sind, schlechte Laune haben, dann müssen Sie für Ihre Lebensqualität und für eine gute Stimmung im Kreis von Freunden und Verwandten etwas dagegen tun. Essen Sie Himbeeren und Brombeeren, egal ob frisch oder aus dem Tiefkühlfach. Diese Früchte bauen eine gewisse Gereiztheit ab.

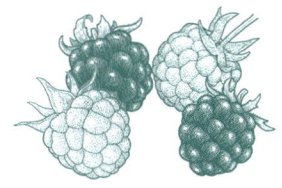

• Trinken Sie zwei Tassen Baldriantee oder trinken Sie zwei Tassen Melissentee mit je einem Teelöffel Honig.

• Auch ein Johanniskrauttee entspannt und beruhigt ungemein. Am besten trinkt man eine Woche lang jeden Abend ein bis zwei Tassen Johanniskrauttee vor dem Schlafengegen. Nach einer Woche werden Sie spüren, dass Sie deutlich entspannter und weniger gereizt sind. Frauen müssen aber beachten, dass die Inhaltsstoffe des Johanniskrauts die gewünschte Wirkung der Antibabypille mindern können.

Trigeminusneuralgie

• Nehmen Sie regelmäßig – etwa zweimal die Woche – Gesichtsdampfkompressen mit Kamille. Geben Sie in einen Kochtopf zwei Handvoll getrocknete Kamillenblüten oder 20 Teebeutel aus dem Supermarkt, gießen Sie zwei Liter kochendes Wasser auf und lassen Sie den Tee acht Minuten zugedeckt ziehen. Jetzt durchseihen und etwas abkühlen lassen, bis er angenehm warm ist. Tauchen Sie ein Leinentuch ein, kurz in einem Handtuch auswringen und über das Gesicht ausbreiten. So lange einwirken lassen, bis diese Auflage kühl ist. Danach ab ins Bett.

Nervosität

• Essen Sie in aller Ruhe eine Banane, eventuell zwei. Sie liefert die beruhigenden Stoffe Katecholamin und Dopamin, aktiviert unser körpereigenes Serotonin. Also ideal gegen Nervosität, ein Cocktail voll Glückshormone.

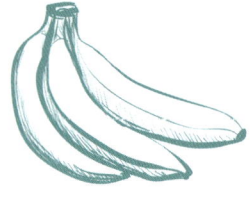

EXTRA-TIPP

Wer die Nerven stark machen und beruhigen möchte, sollte folgendes Rezept ausprobieren: Füllen Sie ein Leinensäckchen mit getrockneten Hopfen- oder Lavendelblüten. Legen Sie es nachts neben das Kopfkissen und legen Sie es tagsüber in Ihrer Nähe auf einen Schrank oder auf einen kleinen Tisch. Das ist eine Rundumbekämpfung der Nervosität.

• Trinken Sie mehrmals am Tag ein Glas stilles Mineralwasser mit reichlich Magnesium, das übrigens auch in der Banane steckt.

• Lassen Sie einen Teelöffel Wiesenblütenhonig im Mund zergehen. Das ist ein schnelles Rezept, aber nicht für Diabetiker.

• Mischen Sie zu gleichen Teilen Buttermilch und Frischmilch und trinken Sie im Laufe des Tages zwei Gläser davon.

• Sorgen Sie für einen ungestörten Schlaf. Das stärkt die Nerven.

• Gehen Sie oft im Wald spazieren.

• Ein wenig Sonnenbestrahlung kann Nervosität abschalten.

• Kaufen Sie eine CD mit Musik, die Sie sehr mögen. Das baut Stress ab und tut den Nerven gut.

• Genießen Sie ein Wannenbad mit einem Badezusatz aus Lavendelblüten oder aus Melisseblättern. Bleiben Sie 20 Minuten in der Wanne. Da freuen sich die Nerven.

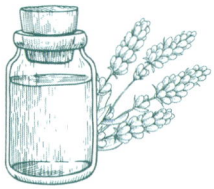

Wetterfühligkeit

• Jeder zweite Mitteleuropäer leidet an Wetterfühligkeit. Besonders betroffen sind die Frauen. Daher ist es wichtig zu wissen, dass es einfache Möglichkeiten gibt, gegen diese gesundheitliche Belastung erfolgreich vorzugehen. Zum Beispiel: Essen Sie einen sauren grünen Apfel.

• Essen Sie einen Salzhering mit einer Scheibe Vollkornbrot.

• Lassen Sie über Nacht einen Esslöffel Leinsamen in einem Glas Wasser zugedeckt stehen. Am nächsten Morgen gut umrühren, den Leinsamen gut kauen und das Leinsamenwasser schluckweise trinken. Sie müssen jedoch noch viele Stunden danach Wasser trinken, damit der Leinsamen im Magen aufquillt. Das ist beim Einsatz von Leinsamen grundsätzlich wichtig. Es könnte sonst zu heftigen Verdauungsproblemen und Verstopfung kommen.

• Versuchen Sie es mit einem Tee: Trinken Sie eine Tasse Kamillentee mit etwas dunklem Honig und ein paar Tropfen Melissengeist.

EXTRA-TIPP

Der klassische Tee gegen Wetterfühligkeit ist der Weidenrindentee. Man kauft ihn am besten in der Apotheke. Bei Bedarf trinkt man eine Tasse in kleinen Schlucken. Er wird heute noch in viele medizinische Therapien bei Wetterfühligkeit eingebaut.

Nervenentzündung

• Reiben Sie die schmerzenden Stellen mit Majoranöl ein. Das können Sie selbst herstellen: Sie müssen eine Flasche in vier gleiche Segmente teilen. Außen mit Filzstift anzeichnen. Das erste Segment mit Majoran anfüllen. Die anderen drei Segmente mit kaltgepresstem Olivenöl auffüllen. An einem hellen Platz – etwa auf dem Fensterbrett – drei bis vier Wochen stehen lassen. Nur mit einem Stück Gaze und einem Gummiring verschließen, damit der Inhalt Luft bekommt und atmen kann. Danach durchsehen, in eine Flasche mit dunklem Glas umfüllen, in den Kühlschrank stellen. Massieren Sie mehrmals am Tag acht

Tropfen davon zehn Minuten lang in die schmerzende Stelle. Sprechen Sie mit Ihrer Ärztin oder mit Ihrem Arzt, ob das Majoranöl speziell für Sie zu empfehlen ist.

• Ernähren Sie sich einige Zeit lang vegetarisch. Gemüse und Obst sollten dabei die Hauptbestandteile Ihrer Ernährung sein. Als Ersatz für Fleisch und Fisch können Sie pflanzliches Eiweiß durch Hülsenfrüchte wie Bohnen und Linsen oder durch Nüsse und Pflanzenöle zu sich nehmen. Auch Oliven sollten zu Ihrer täglichen Nahrung gehören.

• Mischen Sie zu gleichen Teilen kaltgepresstes Olivenöl und Obstschnaps. Reiben Sie damit zart die schmerzenden Stellen ein.

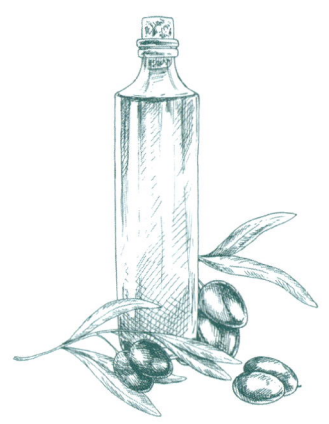

19. Füße und Hände dürfen keine Stiefkinder sein

Flirtobjekt Füße

• Haben Sie gewusst, dass gut gepflegte, schöne Füße in der kalten Jahreszeit etwa in der Schwimmhalle oder in der Sauna, in der warmen Jahreszeit am Strand oder im Freibad ein Flirtobjekt sind? Schon allein deshalb und der Gesundheit wegen muss man die Füße verwöhnen. Warum ich das extra betone? Weil viele von uns die Füße stiefmütterlich behandeln. In der Supermarkt-Apotheke finden Sie viele Möglichkeiten für eine gute Fußpflege.

• Schieben Sie einmal pro Woche vorsichtig die Nagelhaut zurück. Nehmen Sie dazu etwas Olivenöl. Die Nägel müssen rosig aussehen und sollten eine gleichmäßige Struktur aufweisen. Wenn die Zehennägel stumpf und fleckig sind, könnte sich ein Fußpilz eingenistet haben. Dann brauchen Sie ärztliche Behandlung.

• Mindestens einmal in der Woche sollten Sie ein warmes Fußbad genießen. Geben Sie einen Schuss Apfelessig ins Wasser. Überschüssige Hornhaut lässt sich nach dem Fußbad leicht mit einem Bimsstein entfernen.

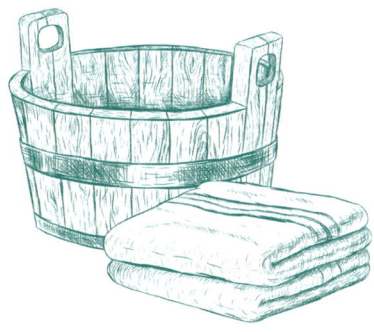

Nagelbettentzündung

• Stellen Sie die Füße in einen Eimer mit sehr warmem Wasser, in dem Sie eine kleine Seife aufgelöst haben. Für die Hände bereiten Sie das Seifenwasser im Waschbecken vor. Anschließend abtrocknen und die Nägel mit einer entzündungshemmenden Salbe massieren.

• Baden Sie die Nägel in warmem Kamillentee.

• Eine andere Möglichkeit: Baden Sie die Fußnägel oder die Fingernägel in erwärmtem Apfelessig.

Fußschweiß

• Die Strümpfe und Socken, die Sie tragen, sollten ausschließlich aus Baumwolle oder anderen atmungsaktiven Materialien sein. Jeden Tag frisch gewaschene tragen.

• Laufen Sie im Freien und zu Hause so oft wie möglich barfuß umher.

• Trinken Sie einige Zeit jeden Tag einen Liter Salbeitee.

• Ein kurioses Rezept, das schon vielen geholfen hat: Nehmen Sie ein Fußbad mit sehr warmem Wasser, in das Sie eine Flasche Tomatensaft gießen. Dieses Bad sollte 20 Minuten dauern.

• Eine andere Möglichkeit: Baden Sie die Füße in einer Mischung aus sehr warmem Wasser, einem Liter Salbeitee und einem Viertelliter Apfelessig. Die Dauer des Fußbades: 20 Minuten.

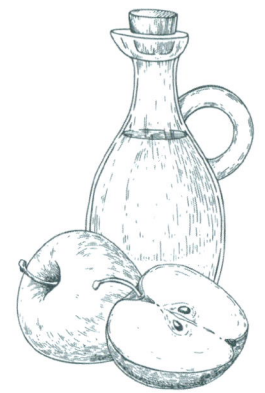

Kalte Füße

• Essen Sie reichlich frischen Knoblauch, täglich drei geschälte Knoblauchzehen. Oder lutschen Sie den ganzen Tag eine Knoblauchzehe.

• Zwingen Sie sich täglich am Morgen zu zwei Minuten Wassertreten in 20 Zentimeter tiefem, kaltem Wasser in der Duschwanne oder in der Badewanne.

• Nehmen Sie jeden Abend vor dem Zubettgehen ein sehr warmes Fußbad. Rühren Sie in das Wasser fünf Esslöffel Kochsalz und einen Badezusatz aus Rosmarin.

Angeschwollene, müde Füße

• Massieren Sie oft die Füße mit beiden Händen. Verwenden Sie dazu als Massagelotion eine Mischung aus drei Esslöffeln Olivenöl, einem Esslöffel Apfelessig und einem Teelöffel Kamillenöl.

• Massieren Sie die Füße mit Mandelöl oder mit Walnussöl.

• Besonders aufbauend für die Füße: Mischen Sie das sehr warme Badewasser mit einem Liter Milch und einem Liter Molke.

• Müde Füße werden fit, wenn Sie ins lauwarme Fußbadewasser folgende Mischung einrühren: drei Esslöffel Meersalz, einen Esslöffel Rosmarinöl und zwei Esslöffel Fichtennadelöl. Wassermenge: zwei Liter; Badezeit: zehn Minuten.

EXTRA-TIPP

Wenn Sie permanent Schmerzen in den Füßen haben, dann benötigen Sie vermutlich orthopädische Schuheinlagen. Wenn Sie dann welche haben, sollten Sie diese ständig tragen.

• Wollen Sie Ihre Füße fit sprühen? Auch das geht. Mischen Sie zu gleichen Teilen Pfefferminztee, Ringelblumentee und Rosmarintee. Geben Sie einen Esslöffel frisch gepressten Zitronensaft dazu. Gießen Sie diese Mixtur in eine Flasche mit Sprühaufsatz und besprühen Sie damit die müden Füße.

• Bereiten Sie ein Fußbad vor: mit Wasser oder Kamillentee. Lösen Sie im Wasser oder im Tee eine Handvoll Salz aus dem Toten Meer.

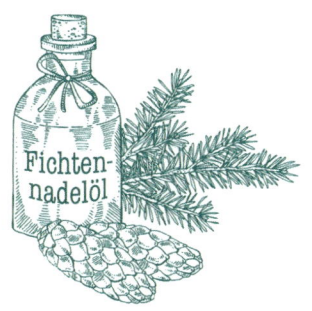

Fichtennadelöl

EXTRA-TIPP

Wenn die Füße nicht bloß schmerzen, sondern auch deutlich angeschwollen sind, dann haben sich Massagen mit einer Hirschtalgsalbe bewährt.

• Oder baden Sie die Füße in sehr warmem Wasser, trocknen Sie sie ab und reiben sie dann mit Zitronenscheiben ein.

• Wieder einmal ein kurioses Rezept, das aber gut hilft und müde Füße munter macht: Schälen Sie eine frische Salatgurke, schneiden Sie sie in kleine Stücke und pürieren diese in einem Mixer. Jetzt füllen Sie den Gurkenbrei in zwei Socken und ziehen Sie diese an. Lassen Sie sie über Nacht an. Am nächsten Morgen ziehen Sie die Socken aus und waschen die Füße. Sie können anstatt der Gurke auch Kopfsalatblätter zu einem Brei zerreiben und in die Socken füllen. In beiden Fällen aktivieren die Inhaltsstoffe die Durchblutung der Füße.

> ## EXTRA-TIPP
>
> Achten Sie darauf, dass Sie die Sportschuhe, die Sie kaufen, waschen können. Das ist für die Gesundheit der Füße wichtig. Sportschuhe gibt man etwa einmal im Monat in die Waschmaschine. Lesen Sie die Pflegeanleitung.

Hühneraugen

• Baden Sie den betroffenen Fuß in sehr warmem Seifenwasser. So wird das Hühnerauge aufgeweicht. Entfernt werden muss es durch eine professionelle Fußpflege.

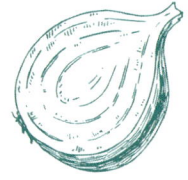

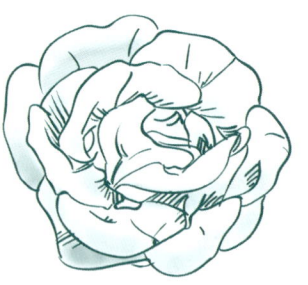

• Schneiden Sie von einer Zwiebel eine Scheibe ab und binden Sie diese mit einem Stück Stoff an das Hühnerauge. Der Zwiebelsaft löst mit der Zeit den Kern der verhärteten Stelle auf. Das Hühnerauge ist besiegt.

• Tränken Sie alle zwei Stunden einen Frotteewaschlappen mit dem Saft einer Zitrone und pressen ihn auf das Hühnerauge. So lange, bis es sich zu lösen beginnt.

• Tragen Sie ausschließlich bequemes, niemals zu enges Schuhwerk. Zu Hause lagern Sie die Füße hoch. So oft wie möglich. Dann kommt es erst gar nicht zu einem Hühnerauge.

Raue, rissige Hände

• Mischen Sie etwas Puderzucker mit Mandelöl. Reiben Sie mit dieser Masse mehrmals am Tag die Hände ein. Sie werden staunen, wie glatt die Haut wird.

• Legen Sie die Hände regelmäßig in lauwarme Milch. Danach abtrocknen und mit Ringelblumensalbe eincremen.

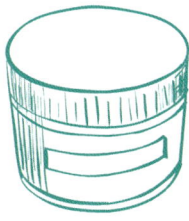

Brüchige, weiche Fingernägel

• Nehmen Sie Kieselerde ein. Die Dosierung muss von der Ärztin oder dem Arzt festgelegt werden. Ansonsten essen Sie reichlich gedämpfte Hirse. Sie enthält Kieselsäure und hat einen positiven Einfluss auf die Fingernägel und auf die Zehennägel. Die Hirse gibt ihnen Kraft.

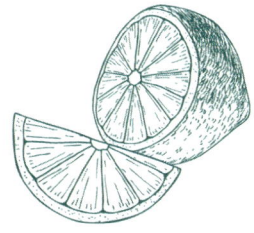

• Reiben Sie die Fingernägel sowie auch die Zehennägel täglich mit dem Saft einer frisch gepressten Biozitrone ein.

Handschweiß

• Duschen Sie die Hände jeden Tag einige Minuten lang heiß, dann einige Sekunden lang kalt. Danach die Hände gut abtrocknen und nicht der Hitze aussetzen.

• Baden Sie die Hände in einer Mischung von drei Teilen warmem Wasser und einem Teil Apfelessig.

• Machen Sie eine Kur. Trinken Sie drei Wochen lang jeden Tag einen Liter Salbeitee, den Sie ganz speziell zubereiten müssen. Drei gehäufte Esslöffel getrocknete Salbeiblätter werden mit einem Liter kaltem Wasser übergossen. Zum Kochen bringen und drei Minuten lang kochen lassen. Der Tee muss fünf Minuten zugedeckt ziehen, dann durchseihen und über den Tag verteilt trinken. Es dauert lange, bis die Schweißdrüsen ihre Arbeit nach und nach reduzieren.

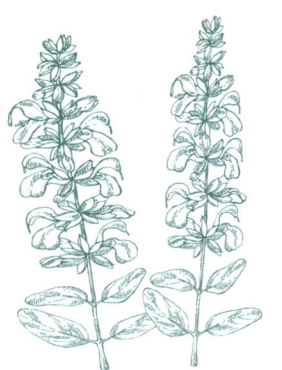
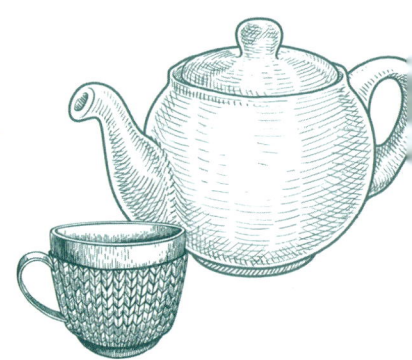

20. Wenn Sie und Er Probleme haben

Wechseljahres-beschwerden

• Stellen Sie die Ernährung um. Essen Sie Vollkornprodukte, mageres Fleisch, möglichst wenig oder keine Wurst, viel Obst und Gemüse.

• Konsumieren Sie zur Vorbeugung von Osteoporose – der drohenden und gefürchteten Knochenentkalkung – täglich Produkte aus Milch. Trinken Sie ein Glas Milch, löffeln Sie einen Becher Naturjoghurt und genießen Sie ein Stück Käse. Der Mineralstoff Calcium stärkt in Zusammenarbeit mit Vitamin D die Knochen.

• Nehmen Sie zweimal die Woche ein Wannenbad mit Fichtennadelbadezusatz. Bleiben Sie nicht länger als 20 Minuten in der Wanne. Danach sollten Sie eine halbe Stunde im Bett ruhen.

• Trinken Sie im Rahmen einer Kur drei Wochen lang folgenden Wechseljahretee: Mischen Sie einen Teil Baldrianwurzel, zwei Teile Kamillenblüten, zwei Teile Pfefferminztee. Von dieser Mischung gibt man einen gehäuften Teelöffel voll in eine Kräuterteetasse und übergießt sie mit kochendem Wasser. 15 Minuten zugedeckt ziehen lassen, durchseihen, mit etwas Honig gesüßt trinken. Die Dosierung: Jeden Tag eine Tasse.

> ## EXTRA-TIPP
>
> In den Wechseljahren muss für die Frau die Devise lauten: Sanfter Sport statt hartem Stress. Es darf beim Sport kein Stress entstehen, sonst wird die Bewegung zur Belastung.

• Bei Unterleibsbeschwerden hilft Wärme.

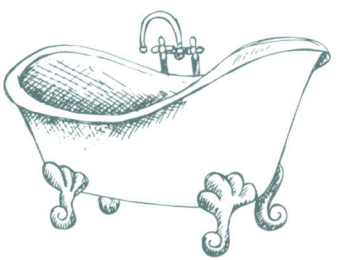

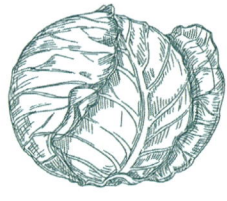

• Die hormonelle Umstellung verlangt nach kaliumreicher und salzarmer Kost mit wenig Eiweiß. Ideal: Avocados, Brokkoli, Bananen, Sellerie, Spargel, Kohlgemüse, Kartoffeln. Am besten alles ohne Salz zubereiten.

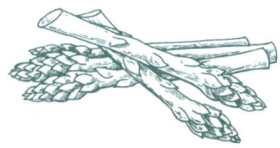

• Bei Spannungen in den Brüsten und Schlafstörungen ist die Zufuhr von Vitamin E wichtig. Das holen Sie sich aus Sojaprodukten, Oliven, Avocados und Mais.

Zu starke Monatsregel

• Tauchen Sie ein Leinentuch in Apfelessig, wringen Sie es etwas aus und legen Sie es auf den Unterleib. Da kann es bleiben, solange Sie sich damit wohl fühlen.

• Nehmen Sie vor Beginn der Regel jeden Abend ein ansteigendes Fußbad. Anfangs sollte die Wassertemperatur lauwarm sein und kann dann nach 20 Minuten heiß sein.

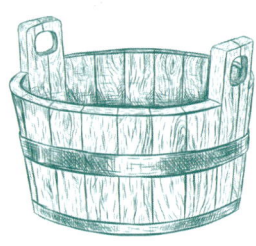

• Gönnen Sie sich reichlich Schlaf. Ideal: zehn bis elf Stunden.

• Trinken Sie jeden Tag der Tage drei Tassen Zinnkrauttee.

Zu schwache Monatsregel

• Nehmen Sie jede Woche ein Wannenbad mit Moorextrakt. Wählen Sie eines, bei dem sich danach die Wanne gut säubern lässt.

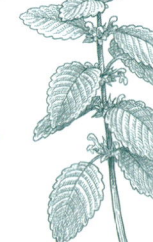

• Trinken Sie während der Tage jeden Abend eine Tasse Melissentee.

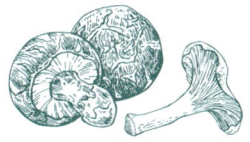

• Bauen sie Naturprodukte in den Speiseplan ein, die Eisen liefern. Dazu gehören Kürbiskerne, Sprossen, Leber, Pilze, Vollkornbrot, Vollkornteigwaren, Nüsse, alle Trockenfrüchte, Bohnen, Erbsen, Linsen und Muskelfleisch.

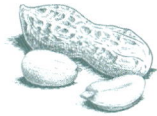

EXTRA-TIPP

Während der monatlichen Regel sollte die Frau schwere Speisen vermeiden. Dafür muss sie viel stilles Mineralwasser trinken, damit der Verlust an Flüssigkeit ausgeglichen werden kann. Bei manchen Frauen nehmen die Beschwerden zu, wenn sie Kaffee, Schwarztee, Grünen Tee und Mate trinken. Ideal: lauwarmes Wasser ohne Kohlensäure, Zitronenwasser und Kräutertee.

Allgemeine Regel-beschwerden

• Vermeiden Sie körperliche Anstrengungen. Schonen Sie sich.

• Nehmen Sie ein Wannenbad mit Lavendelbadezusatz.

• Das folgende Wannenbad entspannt und löst Krämpfe: Streuen Sie in das sehr warme Badewasser eine Tasse Backpulver und eine Tasse Salz. Mit den Händen gut umrühren. Baden Sie 30 Minuten, dann ab ins Bett.

• Auch das kann Regelschmerzen lindern: Bringen Sie eine Tasse Frischmilch zum Kochen. Geben Sie eine Messerspitze Safran dazu, und rühren sie gut um. Jetzt noch eine Minute und nicht länger köcheln lassen. Dann mit etwas Honig süßen. Trinken Sie während der Regel täglich eine Tasse davon.

• Hilfreich kann auch Sex sein. Das ist medizinisch unbedenklich und löst Spannungen. Bei einem Höhepunkt wird das Kuschelhormon Oxytocin freigesetzt. Dadurch werden Schmerzen gemildert.

Prostatabeschwerden

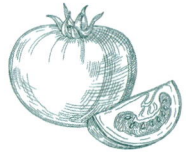

• Jeder Mann sollte ab dem 40. Lebensjahr täglich vorbeugend einen gehäuften Esslöffel weichschalige, grüne Kürbiskerne vom steirischen Ölkürbis kauen.

• Ernähren Sie sich salzarm und verwenden Sie keine scharfen Gewürze.

• Schwedische Wissenschaftler haben nachgewiesen: Pollen aus dem Bienenstock haben einen überaus starken positiven Einfluss auf die Prostata des Mannes.

• Konsumieren Sie jeden Tag zwei Esslöffel Leinöl. Entweder pur oder ins Essen gemischt. Das Öl bekämpft Entzündungen und verkleinert die Prostataschwellung.

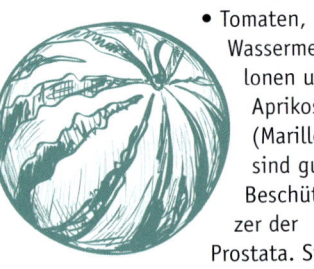

• Tomaten, Wassermelonen und Aprikosen (Marillen) sind gute Beschützer der Prostata. Sie enthalten den sekundären Pflanzenstoff Lycopin. Amerikanische Wissenschaftler sind überzeugt, dass vor allem erhitzte Tomaten eine Naturarznei für die Prostata sind und dass sie das Risiko für Prostatakrebs senken.

• Die Prostata ist eine Drüse. Sie kann nur dann gesund bleiben, wenn sie Samenflüssigkeit produziert und entleeren kann. Und zwar in regelmäßigen Abständen. Das bedeutet: Ein reges Liebesleben ist für die Prostata von Vorteil.

• Nehmen Sie beim Wasserlassen eine sitzende Position ein. Es kommt dabei zu einer optimalen Entleerung der Blase.

Mangelnde Liebeskraft

• Wenn die Liebeskraft nachlässt, sollte man zuerst die Möglichkeiten nutzen, welche uns die Natur anbietet und die in der Supermarkt-Apotheke vorhanden sind. Denn: Es gibt tatsächlich Liebeskräfte aus der Natur. Wenn kein organisches Leiden vorliegt und der mangelnden Potenz kein tiefes seelisches Problem zugrunde liegt, dann kann die Natur helfen. Das trifft auf viele Männer und Frauen zu, oft auch in jungen Jahren. Irgendwie ist es logisch: Wenn unser Körper durch Stress, mangelnde Bewegung und falsche Ernährung geschwächt ist, dann sind nicht nur die natürlichen Abwehrkräfte in einer Krise, dann klappt es auch in der Liebe nicht oder nur bedingt. Wird der Körper durch Naturkräfte aufgebaut und gestärkt, dann klappt auch wieder alles – auch die Liebeskraft.

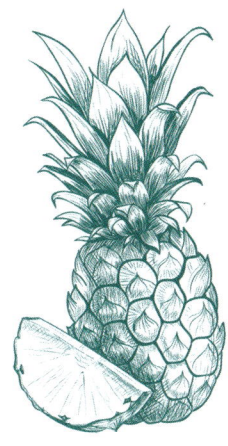

• Auf den Antillen ist es seit jeher üblich, dass Frauen und Männer sich Lust auf die Liebe aus der Ananas holen. Es muss allerdings eine vollreife Ananas sein. Der Saft wirkt nur, wenn er auf der Zunge brennt.

• Zink und Molybdän sind reichlich im Knoblauch enthalten, den man im Mittelalter die Liebeszwiebel genannt hat. Das Allicin fördert die Durchblutung im Unterleib, was der Potenz förderlich ist. Das Problem: der Geruch. Daher ist es ein Mittel, das beide konsumieren müssen. Dann stört es nicht. Besonders wirksam: eine Knoblauchzehe über Nacht in Honig ziehen lassen und kauen.

• Bei manchen Männern wirkt Sellerie, nicht bei allen. Hier sind es vor allem die ätherischen Sellerieöle, die die Liebeskraft verbessern.

• Im Orient gilt das Kauen und Knabbern von Mandeln als potenzfördernd.

• Der Granatapfel enthält große Mengen an pflanzlichen Hormonen, vor allem Östrogene. Er stärkt vor allem die Liebeskraft der Frau.

EXTRA-TIPP

Gehen Sie regelmäßig zum Zahnarzt. Kranke Zähne können sich auf die Zeugungsfähigkeit von Mann und Frau negativ auswirken.

• Es gibt auch Kräuter, die man für die Liebeskraft einsetzen kann. Um die Jahrhundertwende war das Liebesmittel Nummer 1 bei den Männern in Schottland frische Petersilie, die man einfach roh gekaut hat.

• Zur Zeit der großen Seefahrer war es üblich, dass die Matrosen, bevor sie in den Heimathafen kamen, eifrig getrocknete Salbeiblätter kauten, damit sie dann daheim nach langer Abwesenheit vollen Einsatz leisten konnten.

• Auch dem Küchenkraut Liebstöckel wird nachgesagt, dass seine Inhaltsstoffe sowohl die weiblichen als auch die männlichen Sexualfuntionen unterstützen. Gesund ist der Verzehr von Liebstöckel in jedem Fall, denn er wirkt entzündungshemmend auf alle Verdauungsorgane und den Harntrakt.

• Meiden Sie Stress. Er macht liebesunfähig.

21. Das Wichtigste im Leben ist ein starkes Immunsystem

Viele von uns haben eine schwache Abwehr

• Warum haben so viele Menschen im Jahr 2020 das gefürchtete Coronavirus relativ unbeschadet überstanden? Warum haben andere entsetzlich gelitten? Und warum hat es auch Todesfälle gegeben? Nicht allein das Alter oder Vorerkrankungen haben das Virus so gefährlich gemacht. Da hat noch etwas anderes mitgespielt. Die einen hatten ein starkes Immunsystem. Die anderen hatten es nicht. Das Coronavirus hat uns schonungslos daran erinnert: Wer gesund bleiben, vielen Bakterien und Viren mit Erfolg trotzen möchte, wer für alle Fälle für einen Abwehrkampf gerüstet sein will, der muss die körpereigenen Abwehrkräfte stärken und schützen.

• Aus China, Vietnam und anderen Teilen Asiens werden im Laufe der Zeit immer wieder Fälle von hoch ansteckenden Krankheiten gemeldet und erregen internationales Aufsehen. Durch den regen und zunehmenden Flugverkehr können die Viren in kurzer Zeit weltweit verbreitet werden. Daher gibt es nur eine wirklich sinnvolle Maßnahme, mit der wir die Gefahr reduzieren können, von einer unbekannten Krankheit befallen zu werden: Wir müssen jeden Tag unser Immunsystem stärken. In unserem Körper herrscht täglich Krieg. Wir werden unentwegt von Viren, Bakterien, Pilzen, Schadstoffen und anderen Umweltbelastungen bedroht. Wichtig ist, dass ein starkes Immunsystem diesen Krieg jeden Tag aufs Neue gewinnt.

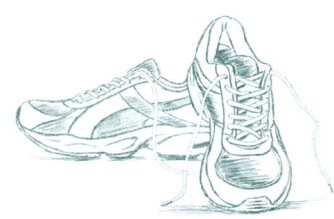

• Bewegen Sie sich regelmäßig, aber richtig. Man kann mit Sport die Immunkraft stärken, aber auch schwächen. Ideal: Gymnastikübungen, am besten mit Musik.

• Sorgen Sie für seelische Ausgeglichenheit, für innere Ruhe. Meiden Sie Streit, Hektik und Stress.

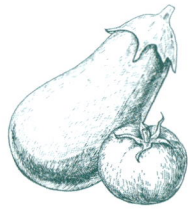

• Senken Sie die Risiken, die das Immunsystem schwächen. Das bedeutet im alltäglichen Leben: nicht rauchen, nicht zu viel Alkohol trinken, Zucker, Weißmehlprodukte, Fertiggerichte, Konserven, tierische Fette und zu viel Fleisch meiden. Tanken Sie reichlich Vitamine, Mineralstoffe, Spurenelemente, Enzyme und Bioaktivstoffe in Form von Obst und Gemüse.

• Nehmen Sie gezielt Natursubstanzen zu sich, welche mithelfen, das Immunsystem aufzubauen, zu stabilisieren und zu stärken. Sprechen Sie mit Ihrer Ärztin oder Ihrem Arzt. Zu den besonders wichtigen Natursubstanzen zählen die Aloe-vera-Pflanze mit dem Hauptwirkstoff

Acemannan im Gel der Blätter, Knoblauch mit dem Hauptwirkstoff Allicin, Schwarzkümmel mit seinen Wirkstoffen Prostaglandin sowie Gamma-Linolensäure und der Grüne Tee mit seinen Polyphenolen.

Immunkraft aus dem Bauch

• Jede Mahlzeit, die wir einnehmen, ist nicht nur eine Freude für den Gaumen. Sie ist auch lebenswichtig. Wir nehmen mit dem Essen die nötigen Vitalstoffe auf, die wir brauchen: Vitamine, Mineralstoffe, Enzyme, Spurenelemente, Bioaktivstoffe und Ballaststoffe. Das bedeutet: Unsere Darmflora, die Welt der positiven, schützenden und gesundheitsfördernden Bakterien im Darm, muss intakt sein. Diese »guten« Bakterien müssen den Darm beherrschen. Nur dann können sie die negativen, gesundheitsschädlichen Bakterien in Schach halten und bewahren uns davor, dass wir durch diese »bösen« Bakterien krank werden.

• Es ist daher kein Zufall, dass im Darm mit Hilfe der positiven Bakterien bis zu 70 Prozent unserer Immunkraft aufgebaut und gefestigt werden. Unsere Gesundheit und auch das Jungbleiben hängen sehr davon ab, wie sehr unsere Darmflora in Ordnung ist. Man muss sich das so vorstellen: In einem gesunden Darm arbeiten rund 100 Billionen verschiedene positive Bakterien. Sie sorgen nicht nur dafür, dass Vitalstoffe aus der Nahrung aufgenommen und weitergeleitet werden. Sie produzieren auch selbst Vitamine und andere lebenswichtige Stoffe.

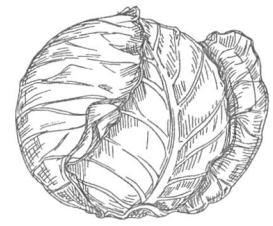

• Was alles kann daran schuld sein, dass unsere Darmflora gestört ist? Da gibt es viele Möglichkeiten: eine Darminfektion, zu viel Fett, zu viel Zucker und Konservierungsstoffe in der Nahrung, zu viel Stress. Vor allem aber auch die Aufnahme von Antibiotika. Diese killen nämlich nicht nur die gefährlichen Bakterien, die uns krank machen. Sie zerstören auch die Welt der guten Darmbakterien.

• Wie kann man nun die Darmflora und damit die Immunkraft im Darm wieder aufbauen? Ganz einfach: Man muss Bedingungen im Verdauungstrakt schaffen, welche die gesundheitsfördernden Bakterien stärken und aktivieren. Man muss ein Milieu aufbauen, in dem sich die positiven Bakterien wohl fühlen.

• Essen Sie regelmäßig Sauerkraut, sowohl in der kalten als auch in der warmen Jahreszeit. Die Milchsäurebakterien sind unseren positiven Darmbakterien ähnlich und unterstützen diese im Kampf gegen feindliche Bakterien. Als Faustregel gilt: Kauen Sie jeden Tag zwei bis drei Gabeln Sauerkraut.

• Noch effektiver wirkt der Brottrunk, den der Bäckermeister Wilhelm Kanne vor über 40 Jahren aus dem russischen Kwasz-Trunk entwickelt hat. Getrocknetes Brot – gebacken aus biologischem Getreide – wird im Wasser zu einem alkoholfreien, saurem Getränk vergoren. Die darin dominierenden Brotsäurebakterien sind eine »Elitetruppe« der Milchsäurebakterien und bauen sehr massiv die Immunkraft im Darm auf. Man macht eine Kur von drei Monaten und trinkt täglich einen Viertelliter Brottrunk zur Hälfte mit Wasser verdünnt.

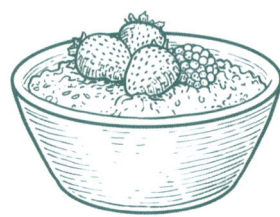

Die Thymusdrüse, die Schule der Abwehrzellen

• Man fördert aber auch den Aufbau der Darmflora mit Joghurt, noch besser mit probiotischem Joghurt, aber auch mit milchsauer vergorenen Gemüsesäften aus dem Reformhaus.

• Sehr sinnvoll ist es, regelmäßig Leinsamen in den Speiseplan einzubauen, etwa im Müsli. Leinsamen schafft – wie alle Vollkornarten – ein Milieu, in dem sich die positiven Bakterien besonders wohl fühlen.

• Wenn Sie das Gefühl haben, dass Ihr Verdauungssystem massiv geschwächt ist, dann sprechen Sie mit Ihrer Ärztin oder mit Ihrem Arzt: In der Apotheke gibt es positive Bakterienstämme, die – in Wasser aufgelöst – der Darmflora neue Impulse geben und damit die körpereigenen Abwehrkräfte wieder stark machen. Oft kann man damit schwere Störungen beenden.

• Die zentrale Schaltstelle für unsere natürliche Immunkraft ist die Thymusdrüse, ein Organ hinter dem Brustbein. Hier werden – wie in einer Schule – Immunzellen ausgebildet und dann in den Körper entsandt, um ihn zu schützen. Die Zellen werden dafür aus dem Rückenmark angeliefert. So entstehen kluge, tüchtige Lymphozyten, T-Lymphozyten und B-Lymphozyten, auch Killerzellen genannt, des Weiteren Makrophagen und Granulozyten, auch Fresszellen genannt.

• Die ausgebildeten Abwehrzellen werden über das Blut in den Körper entsandt. Daher kann man im Blut messen, ob jemand ein schwaches oder ein starkes Immunsystem hat.

• Was ist nun schuld daran, dass unser Immunsystem geschwächt wird? Die perfekte Schule der Abwehrzellen in der Thymusdrüse hat eine Schwachstelle: Die Thymusdrüse erreicht in der Pubertät des Menschen ihren Höhepunkt und bildet sich von da ab wieder zurück. Im Körper von alten Menschen über 80 ist die Thymusdrüse oft so klein, dass sie kaum

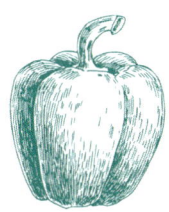

mehr wahrgenommen werden kann. Das bedeutet: Wenn die Thymusdrüse kleiner und schwächer wird, so wird auch das Immunsystem immer schwächer.

• Um die 60 kommt der Mensch in eine »Immun-Krise«. Wer nicht krank werden will, muss den Ausfall der Thymusdrüse ausgleichen. Man hat jetzt die Verpflichtung, alles zu tun, damit die Immunkraft erhalten bleibt und damit die schwache Thymusdrüse unterstützt wird.

• Meiden Sie permanenten Stress, falsche Ernährung, Ärger und körperliche Überanstrengung. Es ist zum Beispiel ganz schlecht und oft verhängnisvoll, wenn sich jemand das ganze Leben über nicht bewegt hat, aber dann im vorgerückten Alter plötzlich mit anstrengendem Sport beginnt.

• Für ein gutes Immunsystem braucht der Körper ausreichend Schlaf. Etwa sieben bis acht Stunden pro Nacht.

• Die Thymusdrüse benötigt Zink. Bekommt sie genügend zugeführt, kann sie sich auch im Alter vergrößern. Nehmen Sie über die Ernährung täglich die Vitamine C, A und E auf. Essen Sie Paprikaschoten, Kiwis, Petersilie, Möhren, Melonen und Vollkornprodukte sowie Weizenkeimöl.

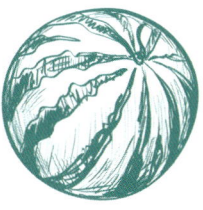

• Bemühen Sie sich, jeden Tag wenigstens einmal von Herzen zu lachen. Fröhlichsein stärkt die Immunkraft, unterstützt die Thymusdrüse.

• Denken Sie immer daran: auch Glücklichsein stärkt die Immunkraft.

Der Supermarkt bietet uns ein Stück Gesundheit: Ein Nachwort

Ganz ehrlich: Wenn Sie durch den Supermarkt gehen und sich umschauen, was Sie alles einkaufen wollen, denken Sie dabei auch an Ihre Gesundheit? Bisher haben Sie das sicher nicht getan oder kaum. Nachdem Sie dieses Buch gelesen haben, ist das vermutlich anders.

Sie haben alte Rezepte kennengelernt, die schon Ihre Großmutter oder Urgroßmutter eingesetzt hat. Sie haben aber auch aktuelle wissenschaftliche Erkenntnisse erfahren. Vor allem, was Essen und Trinken betrifft. Vielleicht werden Sie mehr Gemüse und Obst kaufen, werden sich mit Vollkornprodukten auseinandersetzen, werden öfter zu einem Glas Mineralwasser greifen. Sehen Sie: Diesen großen Bogen von alten Hausmitteln bis zu jüngsten Erkenntnissen über Vitalstoffe und Naturprodukte spannt für Sie der Supermarkt und wird damit zur Supermarkt-Apotheke. Es wird in diesem Zentrum von Warenangeboten auch ein Stück Gesundheit geboten.

Damit Sie besser erkennen können, welchen Stellenwert der Supermarkt besitzt, habe ich für Sie eine spezielle Gesundheitspyramide entwickelt. An der Spitze der Geschehnisse rund ums Gesundbleiben und Gesundwerden stehen Ärztin und Arzt. Danach spielt das Krankenhaus eine wichtige Rolle. Danach ganz wichtig: die Apothekerin und der Apotheker. Dann kommt das breite Angebot vom Supermarkt. Daran kann man nicht oft genug erinnert werden. Deshalb habe ich dieses Buch für Sie, liebe Leserinnen, liebe Leser, geschrieben. Mit Überzeugung.

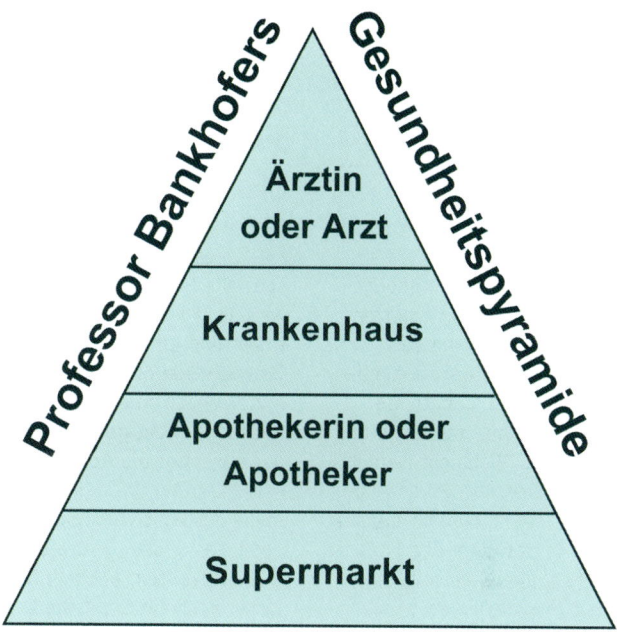

Register

182

Bildnachweis

AdobeStock: 17 o.l., 48, 123, 135 o.r., 135 o.l., 162 o.r. (Maria.Epine),
24 (drawlab19), 28 u.l., 28 u.r., 94 o.l. (jenesesimre), 31 m.r., 76, 125 u.l.
(Alexander Pleshko), 41 u.r., 145 u.m., 153 m.r.r. (liubov), 50 m.l. (Bitter),
52 (Natalya Levish), 61, 72 m.r. (Elegant Solution), 79, 140 u.l., 167 (Nyro),
131 m.l., 146 o.r. (DiViArts);

Shutterstock: 12 m.l., 17 u.r., 20, 21, 26, 29 u.l., 29 u.r., 30, 31 u.l., 33,
34, 35, 39 u.m., 40 u.r., 42 o.l., 42 u.l., 43, 44, 46 u.l., 46 u.r., 47, 49 u.r.,
53, 54 u.l., 55, 58, 59 u.r., 60 u.r., 62 o.l., 62 u.l., 63 o.l., 63 u.r., 67 m.r.,
67 u.l., 68 m.l., 69 o.r., 69 m.r., 70 u.l., 72 u.l., 73 m.r., 80, 84, 87 u.l., 88
u.l.l., 88 u.l.r., 88 o.r., 89 o.r., 96, 100 u.m., 103, 105, 106 o.l., 109, 110
m.l., 114 o.l., 114 m.r., 115 m.r., 115 u.l., 116, 117, 121 m.r., 121 u.m., 121
u.r., 122, 124 u.r., 125 o.r.l., 127 o.r., 133, 135 u.l., 136 m.l., 136 u.r., 138
m.l., 139 u.r., 142 o.l., 142 m.r., 144 u.l., 146 l.m., 155, 156 u.l., 158 u.r.,
159 o.l., 164 u.r., 165 m.r., 166 r.m., 168 m.l., 169 o.l., 174 o.l., 174 u.l.,
177 o.l. (Epine), 12 m.r., 36, 147 u.l. (Qualit Design), 13, 45 m.l., 63 o.r., 64
u.m., 74, 75, 88 u.r., 94 m.r., 94 u.m., 94 u.r., 95, 104, 113 m.r., 113 u.r.,
130, 134 m.r., 137, 140 m.l., 143, 145 u.l., 150 m.r., 157 m.l., 157 u.r., 159
u.r., 162 u.m., 166 m.r., 168 u.r., 72, 176 (Bodor Tivadar), 15, 50 m.r., 62
o.r., 151, 160 (Elegant solution), 18, 101, 147 u.r. (Danussa), 19, 152 o.l.
(Helena-art), 22 (messer16), 23, 86 (Kamieshkova), 25, 31 o.r., 54 m.r., 146
u.r. (Lena Pan), 27 (MoreVector), 29 o.l., 64 o.l., 150 u.l. (Aeks Melnik), 31
m.l. (Kate Macate), 32, 56, 57, 82, 90 u.r., 92 u.r., 102, 125 o.r.r., 141 o.r.,
148 o.l., 158 o.l., 165 u.l., 170 u.l., 177 m.r. (Prokhorovich), 37, 41 u.l., 45
u.r., 49 u.r., 68 m.r., 78 m.l., 92 o.l., 93, 107, 112 u.l.r., 142 o.r. (Natalya
Levish), 38 (Siberian Art), 39 o.r., 45 m.r., 65, 110 m.r., 136 o.r., 144 o.r.
(Vectorgoods studio), 51 (vertigo illustration), 59 u.l., 87 o.l., 87 m.l., 119
m.l., 124 m.l., 126, 128 o.r., 128 m.r., 131 m.r., 141 u.m., 141 u.r., 168 o.l.,
170 o.r., 175 (MicroOne), 60 u.l., 118, 138 u.r., 163, 166 m.l. (aniok), 70 u.r.
(Olga Lobareva), 71, 100 u.r. (Constantine Pankin), 73 m.l., 129 (Alexandr
Liogkih), 77 (Vezunchik), 78 o.l., 89 u.l., 97, 131 o.r., 169 m.l. (Sketch
Master), 81 o.l., 156 o.r., 164 u.l. (Susann Schroeter), 81 u.r. (Lemonade
Serenade), 83 (aksol), 85, 132, 139 o.r., 171 (Rina Oshi), 90 o.l., 121 m.l.,
125 m.r., 161 o.r., 168 o.r.(Airin.dizain), 99, 152 u.r., 154 (Artur Balytskyi),
106 u.r., 112 u.l.l. (mamita), 108 (OlgaChernyak), 111, 119 o.r. (Marina
Levshina), 120 (Yellow Dahlia), 127 m.l., 149 (Zverkova), 134 o.l. (Vitaliy
Grin), 140 m.r., 173 (Fotonium), 148 m.r., 157 u.l. (cuttlefish84), 150 o.l.
(muuraa), 153 m.r.l. (Vector Tradition).

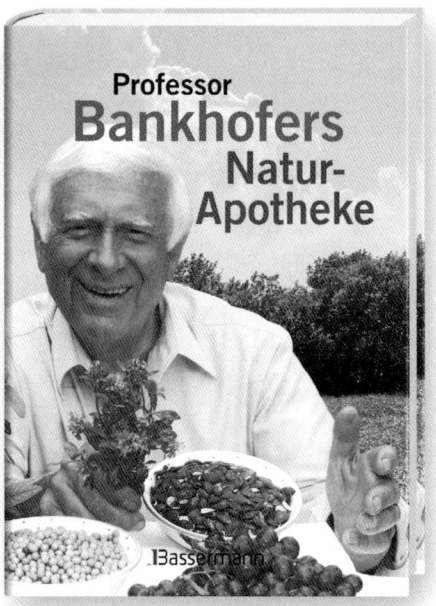
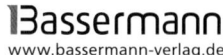

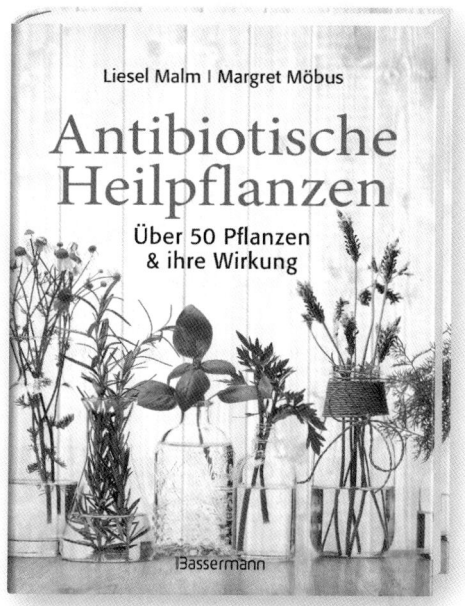
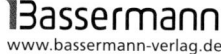